《抗癌鬥士故事系列11》

勇渡波瀾的抗癌鬥士

遠離惡病質 找到抗癌成功的關鍵

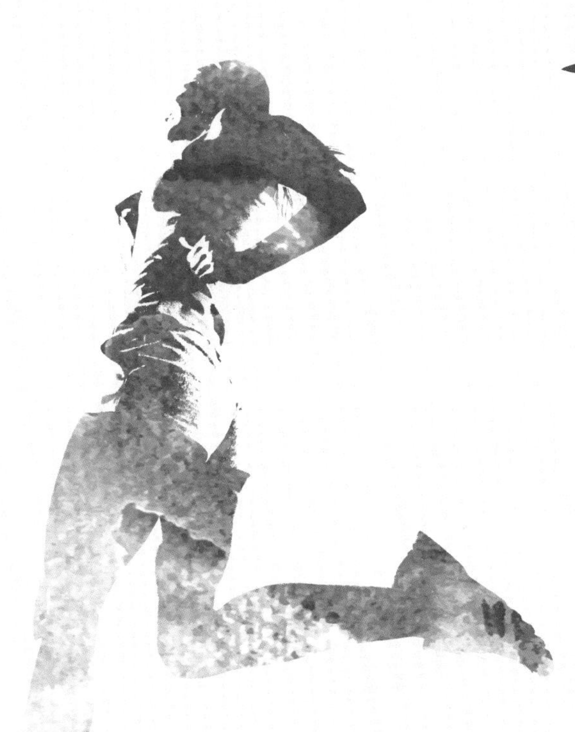

財團法人台灣癌症基金會 編著

疾病教會我們的事，遠比想像的重要很多。
10種勇氣的面貌，鼓舞我們勇渡波瀾，活出嶄新人生。

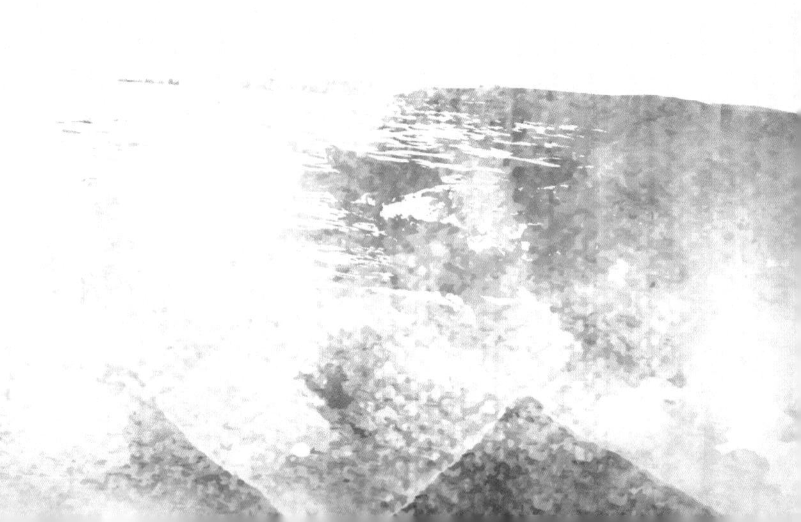

「抗癌鬥士」獎座意涵

台灣癌症基金會為表達對抗癌鬥士與癌奮戰精神的最高敬意，特請藝術家設計出極富意義且兼具藝術意涵的獎座。

一、主體造型

為聳立於波濤洶湧海浪之中挺拔人像，象徵著癌友堅韌生命力，即使在驚濤駭浪中，仍不畏艱難，昂然挺立，不被擊倒。

軀幹纏繞的繩索，寓意著曾被疾病綑綁的身軀，或許曾被病魔所困，卻能與癌和平共處，進而化為點綴生命的註記。

主體造型頂部為舞動的雙臂，壯碩而有力，猶如與病魔的搏鬥操之在己，奮力掙脫出癌病的捆綁，舞出最美麗與自信的人生，再度成為自己生命的主人。

二、材質意涵

堅若磐石的材質，象徵堅毅與永恆，猶如抗癌鬥士堅忍不拔與永不放棄的精神。米白素色，象徵重新的生命，任由每位抗癌鬥士自由揮灑，做自己生命的彩繪家。

目次

專家篇　遠離惡病質，找到抗癌成功的關鍵

總序

與抗癌鬥士們攜手前進

今年是第十一屆抗癌鬥士的選拔，同時也是台灣癌症基金會走過第二十年。這些年來，基金會陪伴無數癌友走過艱辛抗癌路，如今，聽聞許多當時的抗癌鬥士持續在社會各角落服務奉獻，散發光與熱，金平覺得，與其說是基金會賦予抗癌鬥士這份頭銜，更像是基金會與抗癌鬥士們分享了這份榮耀。他們勇敢前行的故事，如此激勵人心，值得與拿起本書的讀者及社會大眾分享。

今年獲選的十位抗癌鬥士，身分與經歷各異，年齡遍布老中青，最年輕的甚至只有十八歲，或許這正是癌症最令人懼怕之處：它對每個人一視同仁。也因此，似乎正述說著，每個人其實都有相同的機會，去面對這份突如其來的挫折——，我們不妨稱之為「挑戰」。金平相信，面對這份挑戰時，鬥士們秉持著共同的對生命的堅持與不變信念，也正是這份共通的信念，讓我們共同努力至今，持續朝著「癌症不是絕症」、「癌症可以預防」，構築全民無癌希望工程的目標邁進。

醫療科技日新月異，累積了豐富的治療經驗，大眾對癌症知識也越來越熟悉，近年來，健康意識抬頭，社會上充滿對文明進步的反思，不再執著於追求感官、物質，讓生命的目的與意義重新回歸到「健康」，這是一份難能可貴的智慧。然而光有智慧是不夠的，面對疾病的偶然侵襲、人生的突然轉彎，金平期待，抗癌鬥士的故事，也為人們帶來勇氣，金平深信，智慧與勇氣，便能創造奇蹟。而奇蹟不在神話傳說、宗教寓言裡，奇蹟就在你我身邊，在每一位平凡而堅持永不放棄的抗癌鬥士身上。

從這群鬥士身上，我們能發現生命最深刻而絢麗的印記；癌症如同浪濤，侵蝕人的生命，磨圓了，便滾落海底；然而勇敢奮戰的鬥士，猶如挺立岸邊的巨岩，身處在最危險的環境，卻始終頑強而堅毅，無論多少沖刷，都能昂然挺立，把疾病在身上刻下的傷痕，化為映照著力與美的線條，在風雨中流瀉、在陽光下閃耀。

努力地度過生命中每一個考驗，守護每一份微小的希望之光，是這群鬥士每天對自己的期許與默默必行功課，在此，金平推薦這本書，邀您一起見證抗癌鬥士們的生命奇蹟之旅。

財團法人台灣癌症基金會　董事長
王金平

王金平

編前語

勇渡波瀾　航向新人生

癌症的時鐘不斷的加速，台灣每年癌症新診斷個案已超過十萬人，雖然發生人數逐年上升，但這幾年隨著診斷技術的進步和癌症藥物的發展，癌症的死亡率有呈現平穩且微幅下降的趨勢。民眾對於癌症的觀念也從「癌症是絕症」到「癌症只要早期發現、早期治療甚至是可以治癒的」、「癌症可望成為慢性病，可以長期和平共處」，這些認知上的改變得力於政府推動大規模的四癌篩檢、民間癌症組織長期配合政府積極致力於癌症防治宣導，使得民眾對癌症的警覺意識提高，加上透過定期篩檢可以在早期發現癌症，再再提高了治療成效。同時，各大醫院的癌症資源中心以及遍佈全國的癌友服務網絡，也提供了癌友全方位的身心靈照護、陪伴和支持，讓癌症病人的存活率與生活品質都大幅度的提昇了，這些都是令人欣慰的現象。

不過，仍然有許多癌症因為在早期沒有明顯症狀，不容易早期發現，但即便是晚期才確診，或是治療後再復發，在世界各大藥廠均積極投入癌症藥物的研發，突破性的癌症新藥像免疫治療藥物也陸續問世，不僅治療的選擇增加了，而治療也更朝著個人化、精準化的目標邁進。癌症病人一定要懷抱信心，不要輕言放棄，以書中抗癌鬥士的抗癌過程為榜樣，儘快地走出否認、憤怒、討價還價、沮喪的漩渦，配合醫師的治療計畫，以積極、勇敢、正面的心態完成應有的療程；將癌症當作是改變的契機，審視過去的生活型態，從飲食、生活及情緒做全面性的調整，一定可以在抗癌過程中找到突破困境的正能量，活出更有意義的人生。

每年抗癌鬥士的專書都會針對癌友和家屬在治療及康復過程中需要特別注意的問題給予提醒和建議，這一次選擇看似不起眼卻是癌症治療過程中極為難纏的無情殺手——「惡病質」，邀請腫瘤科醫師、中醫師、營養師共同撰寫，以深入淺出的方式讓癌症病人及家屬正確認識「惡病質」，了解癌細胞如何悄悄偷走正常細胞中的營養，導致病人的代謝能力異常而處於不斷消耗能量的狀態，抑制了組織新生、修補的能力，而嚴重影響治療預後。另外，也請中醫師從中醫的角度，透過中醫辨證論治的思考，著重在全方位治療的考量，結合傳統醫學的治療指引以及營養師的飲食建議和食譜設計，以減少惡病質的發生，延長存活期並提高癌症病人的生活品質。

今年抗癌鬥士的故事輯以《勇渡波瀾》為名，隱喻著癌症這一場病，或許在生命中起了巨波狂瀾，卻也給了人們機會重新審視自己、重新詮釋生命意義的機會，期待所有不管是剛剛確診的癌症病人或是已經康復的癌友都能在家人、親友的愛與支持下，勇渡波瀾，航向嶄新的人生。

台灣癌症基金會執行長暨
臺北醫學大學萬芳醫院癌症中心主任
賴基銘

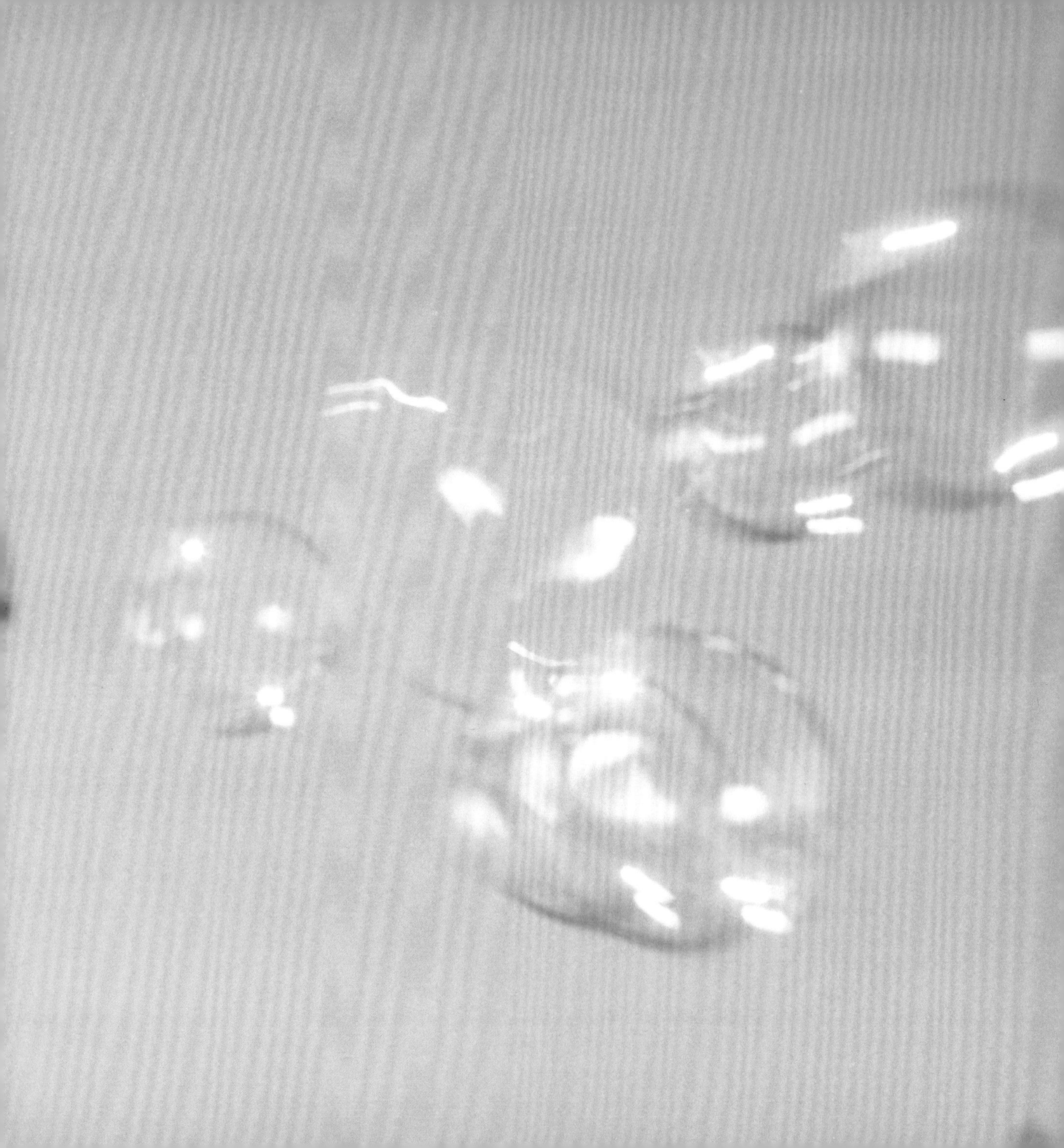

〔鬥士篇〕

10位抗癌鬥士的生命故事

病痛面前，才感受生命的重量；懊悔、絕望、憤怒，那些原本隱藏的情緒，在醫生宣判得到癌症的那一刻，一下子清晰無比。

十種與疾病共處的生活、十種勇氣的樣子——當抗癌鬥士們終於克服險困並將故事呈現，那感動著我們的，也讓我們的心跟著長出了勇氣！

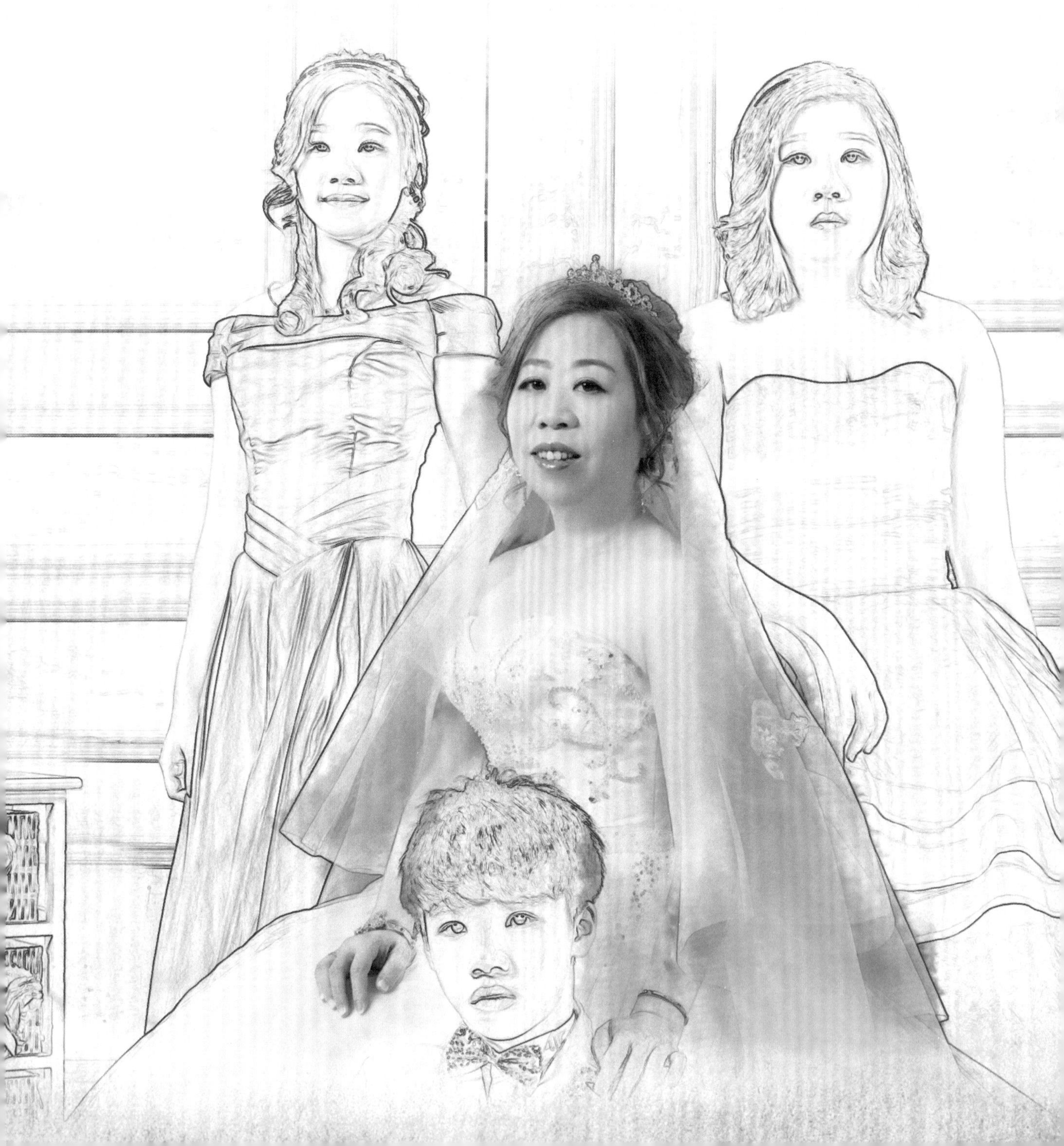

01

永不放棄的四道人生

——王亭晏

愛自己，把握每個當下，再苦都不要放棄自己！

腦瘤（惡性膠質細胞瘤）第三期
診斷時間：96年7月

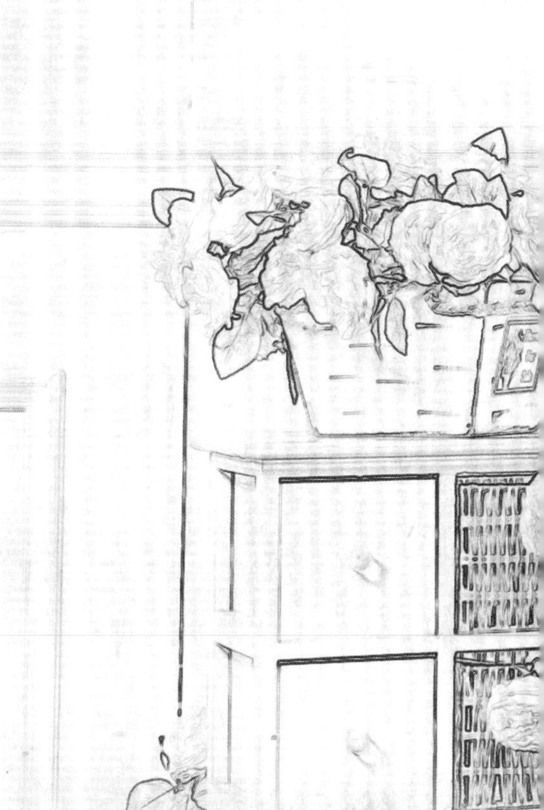

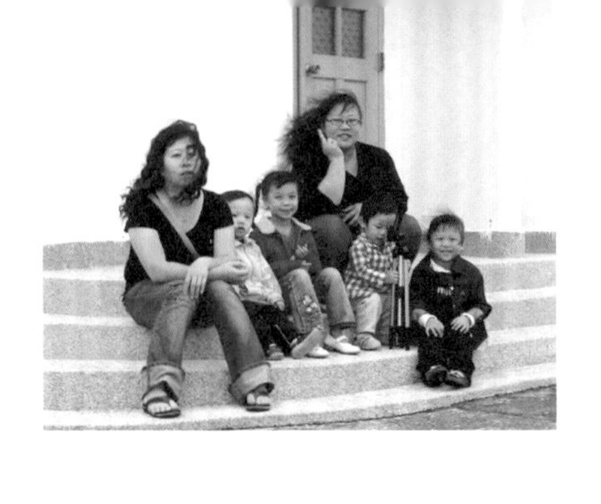

婚姻失和，埋下健康隱憂

翻攪記憶需要很大的勇氣，時間回到二十多年前，那時的我才二十歲，卻因為意外懷孕，只好和當時的戀人奉子成婚。

然而，婆婆並不同意這門婚事，只能勉強接受，婚後更是時常百般刁難，加上老大是名女孩子，在婆婆重男輕女的眼中，更是不得人疼。

幾個月後，老二意外的到來，產檢發現又是女孩子，可想而知接下來又有段苦日子，懷胎四十一週，經常以淚洗面，捧著肚裡這個不被祝福的孩子，「你們還有媽媽啊！」提醒自己要撐下去。

每次見到婆婆都要刻意閃避，深怕跌進無盡的數落和冷嘲暗諷，同住一個屋簷下，壓力可以說如影隨形。

當時，只知道逆來順受，再多的不合理要求，都盡力滿足她的期望，造就了身心俱疲。

後來，再次順利懷孕，還好這次是個兒子，以為可以好好過日子了，卻在這時候先生經濟出現大危機，於是用我的信用條件向銀行借了幾百萬應急，他卻在拿到錢後避走他鄉，從此不再出現，只留給我一身龐大的債務，和三個嗷嗷待哺的孩子。

為了生計，我沒有時間悲傷，只好咬著牙努力生活下去，然而兩年過去了，那個人依舊沒有出現，我狠下心來提出離婚訴訟，以為絕境已經走到底了，沒想到疾病正悄悄找上我……

沒來由暈眩，竟是惡性腦腫瘤

「天啊！眼前怎麼一片黑？」我告訴醫師。

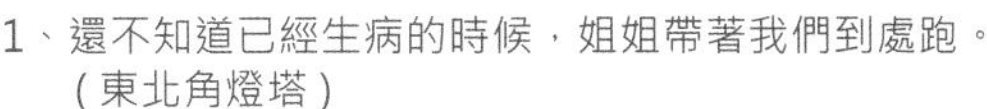

1、還不知道已經生病的時候，姐姐帶著我們到處跑。（東北角燈塔）
2、放射 20 次的時候。
3、結束 35 次放射治療，雖然沒了頭髮，但是有解脫的感覺。

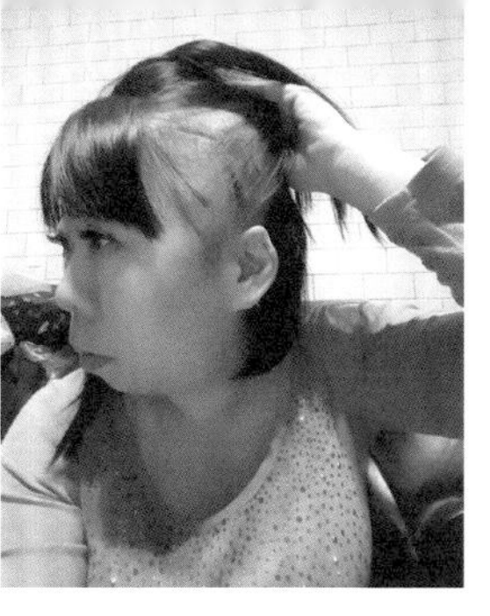

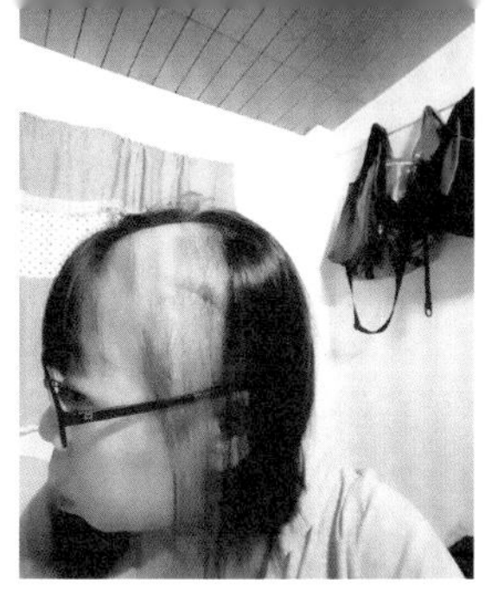

「妳這種狀況有三種可能，一是大腦中有血塊，二是水泡，三是腫瘤！」醫師說。

沒由來的突然暈眩，我趕緊到小診所打了點滴，然而隔天還是天旋地轉，只好拖著疲憊的身體到地區醫院檢查。

檢驗報告出爐，疑似是惡性腦腫瘤，我深吸一口氣，告訴自己要鎮定，先別自亂陣腳，應該要再找更大的醫院檢查清楚。

於是，我開始跑遍台北的大醫院，幾天後接到新光醫院的醫生親自打電話過來：「我們確定這是膠質惡性細胞瘤，請你趕快過來一趟。」

「老天爺，你怎麼會這樣對我？怎麼會這樣……」出了診間，我拿著報告和光碟片，一個人站在急診室外頭大哭起來，無奈望著天。

不死心的我繼續跑其他家醫院，馬偕、和信、榮總等，只希望有不同的說法，但結果卻都一樣。

「妳這是腦癌二期，因為部位特殊，必須做開顱手術！」陳敏雄主任對我說。

「為什麼？為什麼是我？是什麼原因造成的？需要改變飲食嗎？」我迫切地追問。

「腦癌原因不明，美國的研究報告指出，最大原因可能是接觸太多電磁波……」醫師說。

我回想起擔任業務工作，為了努力賺錢，只好拼命打電話拉業績，難道是因為如此？

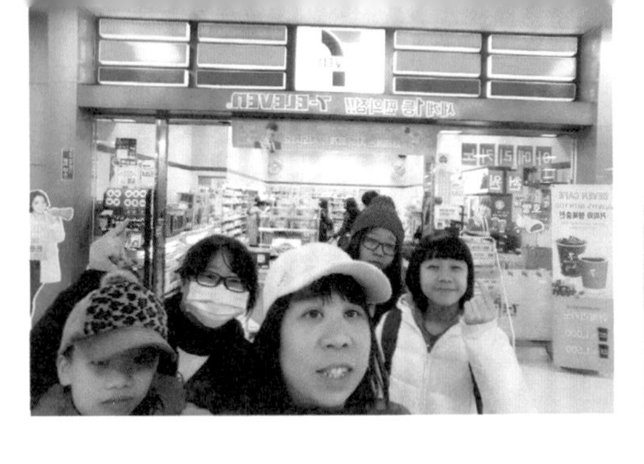

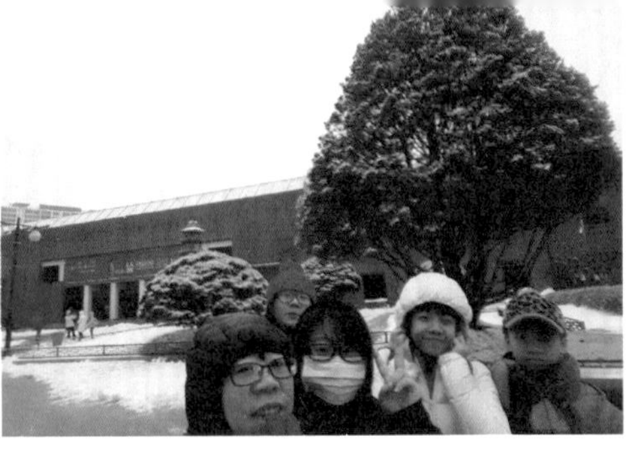

開顱手術後重回職場，邊工作邊化療

冷靜之後，我同意接受治療，所幸開顱手術順利成功，因為經濟壓力，我只敢休養半年，於是重回職場工作賺錢。

開刀後，讓我對數字的理解能力變差，也影響到我的口語表達，還好主管和同事們給我很大的包容和幫助，客戶也都能體諒和支持，不喜歡被同情的我，更加激勵自己要用最快時間好起來。

原以為生命就此一切順遂，但往往天不從人願，在一次騎車上班途中，我的癲癇突然發作了，被路人緊急送往醫院救治。

檢查之後，證實癌細胞擴散，醫生們當下都表示束手無策，只好回到榮總詢問當時的主刀醫生，陳敏雄醫生說：「我們要再進行一次開顱手術！」

因為不輕易示弱，也從不喜歡麻煩別人，這一次進醫院，直到進開刀房才讓家人知道，體貼的孩子知道我身體不好，很小就知道分擔家務，不讓我操心。

術後，我追問醫生病理切片的結果。

「目前病情更形惡化，妳永遠不會好了……現在要開始進行六個月的化療，同時每隔二十八日服用五天份的帝盟多化療藥。」突然間，醫生的話變得越來越遠。

回到病房，一個人大哭了一場，隨後擦乾眼淚，開始了我一邊工作，一邊化療的歷程。

3　21

1、孩子第一次看到雪，超興奮雖然很冷。
2、第一次帶孩子出國。(韓國機場 7-11)
3、珍惜孩子每次重要活動；老大護理系的加冠典禮。

我怨過，我恨過，甚至對自己失望過，但是我告訴自己，一定要讓明天比今天更好！我是三個小孩唯一的依靠，他們已經沒有父親了，只剩下我，我更不能輕易倒下認輸。

癌細胞擴散再次開刀，失去情緒

二〇一四年，我終於還清了所有債務，心想終於可以鬆一口氣了。然而，命運總是如此捉弄人，當年年底的定期追蹤，醫生宣判癌細胞再次擴散的壞消息。

「這次是最後一次開刀了，萬一再發作，也無法再開刀了！」醫生緩而有力地說。

住院期間，家人們紛紛到訪，平時寡言的小弟買了一顆蛋糕，祝我順利，姊姊則對我說：「妳是勇敢的戰士，一定可以度過這次的難關！」想起我最愛的電影──《永不放棄》，雖然遇到人生困境且走到谷底，但是還是要永遠樂觀，並相信自己。

當我從開刀房醒來時，看見兄弟姊妹都守在外頭，一瞬間，我更加確信我是幸福的，家人的心理陪伴，給了我莫大的力量。

原本擔心術後可能會無法行動、無法說話，好在身體功能並無受到太多影響，在家休息半年，同時開始為期三十五次的放射療程。

休養期間，我卻驚覺到自己「失去情緒」，不會哭也不會笑，當下心裡只有一個聲音──必須與人多點互動，不能一直關在家裡。於是，我又回到職場，開始一邊工作，一邊回院進行化療。

由於治療與開刀的後遺症，思考變慢，反應也變慢，還是每天努力找同事聊天，嘗試做運動，即使狀態再差，依然堅持要到公司，漸漸地找到了生活的重心。

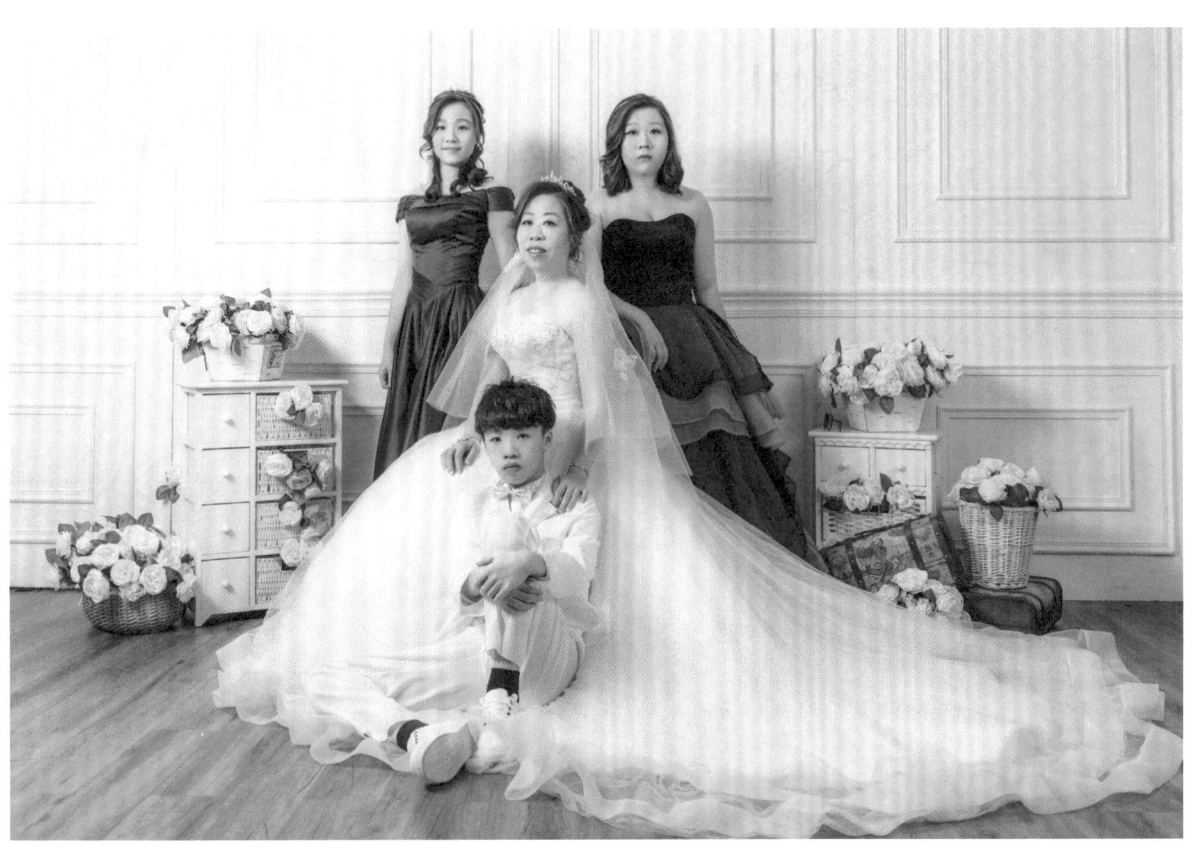

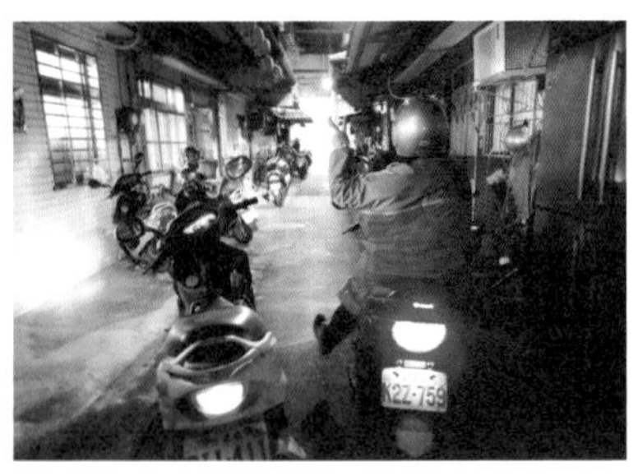
K2Z-759

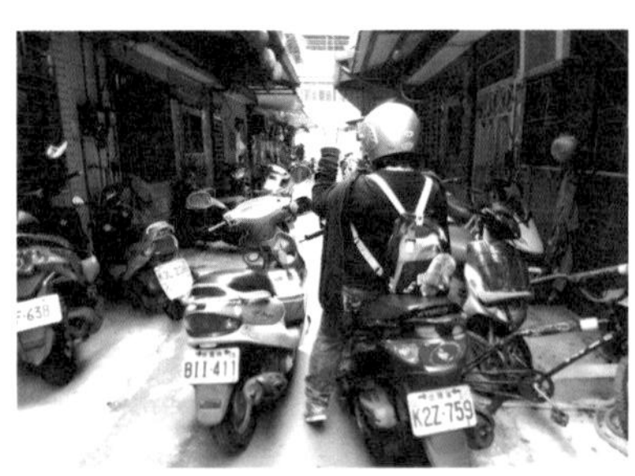
BII 411
K2Z-759

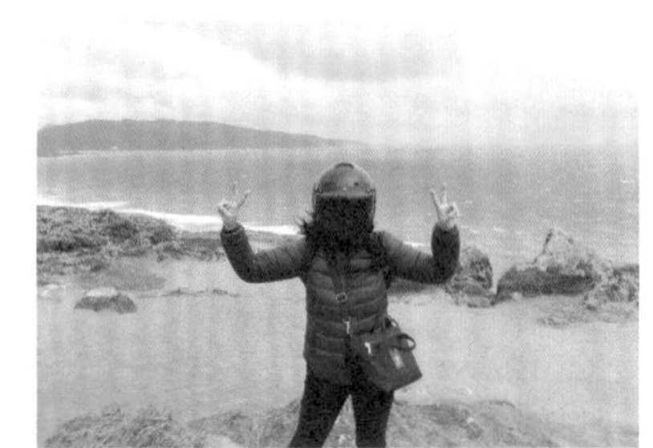

1
4 3 2

1、期待已久的全家福，感謝台灣癌症基金的圓夢計畫。
2、第一次自己從台北騎車到最南端。
3、結束一年的化療，當天決定瘋狂一下，6 天 5 夜環島去。
4、結束化療，感謝妹妹跟著我瘋狂去環島，經歷蘇花跟北宜終於到家。

四道人生，擁抱生命，永不放棄

一次，在電視上聽到四道人生的習題——道謝、道愛、道歉、道別，提醒我把握的生命，於是動筆寫了給孩子的道歉信，以及給每位家人的感謝信。

過去，並不想讓孩子知道太多生病細節，擔心他們心理受到影響，但我知道要慢慢地放手了。

時間越來越有限，於是開始改變自己跟孩子的相處模式，把握每次相處機會，和他們像朋友一般討論未來，分析但不幫他們決定。

貼心的大女兒為了減少經濟壓力，曾提議念公費學校，後來就讀慈濟護校，希望能幫助更多人。

「每件事的發生，不是得到，就是學到！」我開始思索生命要教會我什麼？過去三十幾年來，我都不愛自己，現在則要開始愛自己，把握當下。

因為走過，所以知道，治療時身心所受的苦無人能懂，因緣際會看到台灣癌症基金會在招募志工，我知道能做的事來了，正式加入志工服務行列。

雖然我無法對孩子說太多關於病情的事，但是當疾病一而再、再而三地找上我，我可以轉而幫助更多那些正面臨治療痛苦的人，鼓舞更多人才是。

「妳能恢復到現在這樣，真是奇蹟！」主治醫師這麼對我說。

不要把自己真的當成病人，什麼都不敢做了，因為永不放棄的行動力，奇蹟就真的會幸運降臨。

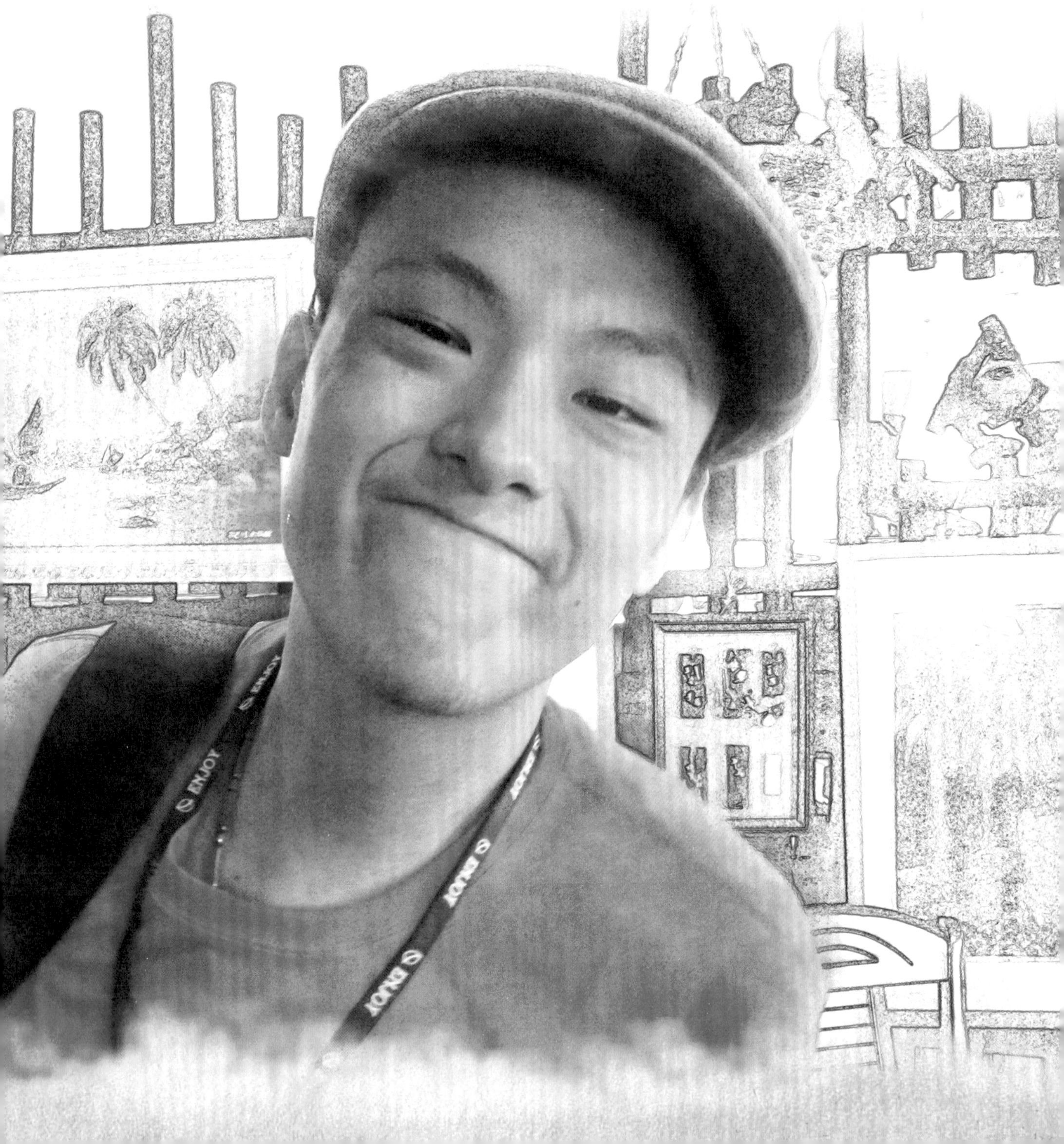
ENJOY
ENJOY
ENJOY
ENJOY

02

有愛無癌的熱情少年

——詹勳亞

生命的價值，不在活了多久，在於用有限人生，發揮無限的價值。

血癌（急性骨髓性白血病）
診斷時間：103年12月

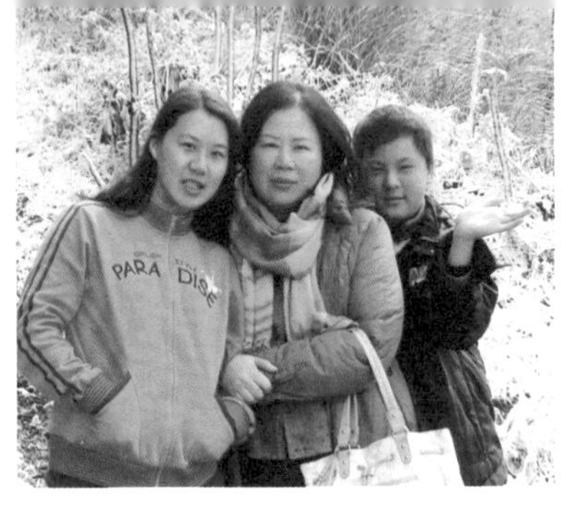

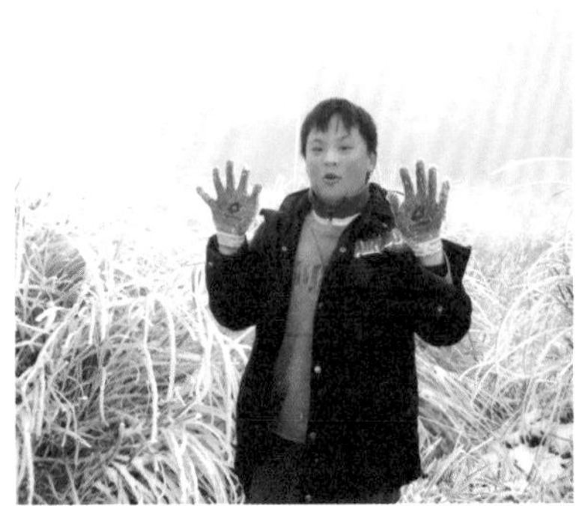

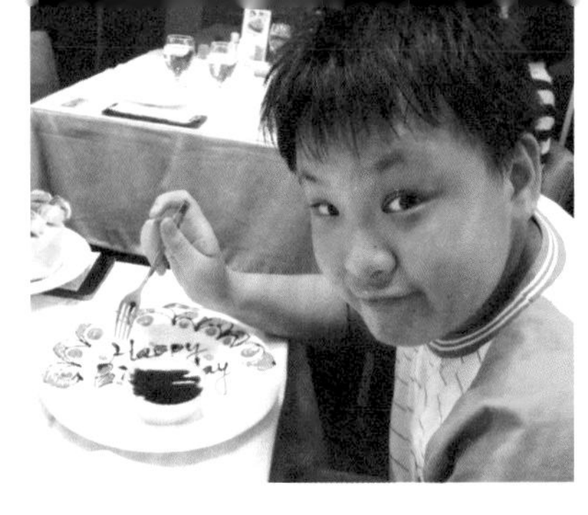

不尋常的流鼻血，驚覺身體出狀況

「啊！怎麼又流鼻血了？」從小就有過敏體質的我，秋冬早晨醒來一擤鼻涕，常常就會容易流鼻血。

二〇一三年的冬天氣溫頻創歷史新低，連在學校上課也會突然流鼻血，老師發現不對勁，請爸媽帶我去耳鼻喉科診所看病，卻一直被當成過敏及感冒來治療。

此時，學校開學時做的學生健康檢查報告出爐，與去年同期比較，血紅素、血小板低了很多，但勉強在正常值內，加上國三課業壓力繁重，也就不以為意。

直至一個假日，從來不午睡、胃口超好，壯得像頭牛的我，竟然因頭痛及背痛睡得昏昏沉沉，連午飯也沒胃口起來吃。媽媽感到不對勁，隔天晚上就帶我去醫院兒科看診，醫師馬上安排急診驗血，報告出來後察覺有異，幫忙預約幾天後的血液腫瘤科複診。

「你要馬上轉診大醫院！」複診醫師看著驗血報告，臉色凝重的告訴我們。

「這是什麼病？他還可以活多久？」媽媽淚眼模糊的問醫生。

「你不要太擔心，我幫你們轉給林口長庚醫院一位很好的醫生！」隨即寫轉診單及病歷。

當時還沒搞清楚狀況的我，一度覺得媽媽的樣子有些杞人憂天，還安慰她：「沒事、沒事，沒什麼大不了的啦！」

4 | 3 2 1

1、國小時的生日照片。
2、國小時武陵農場玩雪。
3、國小時全家去武陵農場。
4、國中時跑 400 接力。

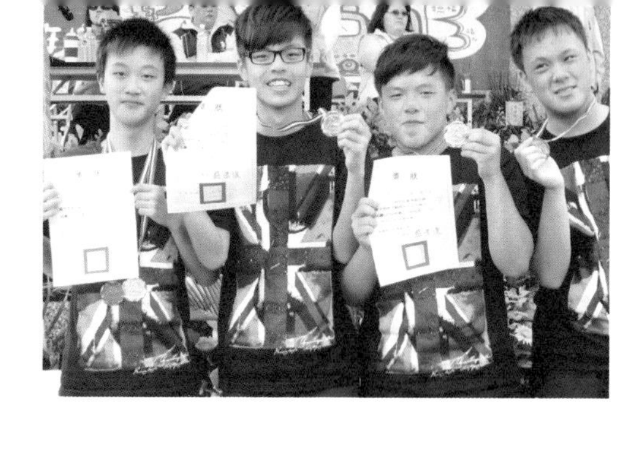

隔天一早，爸媽與我三人驅車前往林口長庚，進入診間前，我永遠都不會知道，從來不曾中獎的我，二萬五千分之一的機率竟然選中了我。

眼前的主治醫師，冷靜地宣讀了我的病名「白血病」，也就是俗稱的「血癌」！

全家總動員，用愛和信念度過治療

「他還可以活多久？」一旁的媽媽早已泣不成聲，哽咽的問著。

「媽媽，我知道妳很難過，但這些細節的問題，都需要做更進一步的檢查才能告訴妳，白血病現今已並非絕症，只是因為全身性的化療，治療強度高，過程比較辛苦。」江醫生緩緩地說著。

「啊，媽媽不用擔心啦，江醫師是白血病權威醫師，有很多治癒病例……」送我們出診間的護理師，不斷安撫幾近崩潰的媽媽。

回到家，看著爸爸為了病床一事和朋友通話，才說到一半已是老淚縱橫，語意不清，我趕緊接過話筒。那一晚，我們誰也睡得不安穩，依稀聽見半夜裡客廳傳來媽媽壓抑的嘆息聲，以及來回不安的踱步聲。

看見爸媽兩人如此無助，覺得這一切應該沒有這麼糟糕，只是心中不免擔心過幾個月就要考高中會考了，勢必會影響我的讀書計畫和成績，再轉念一想，現在應該要好好接受治療，身體好了，以後才有讀書機會。

大姐聽到消息後，馬上辭去公部門日夜輪班的工作，在往後治療過程中，承擔起照顧我的擔子。

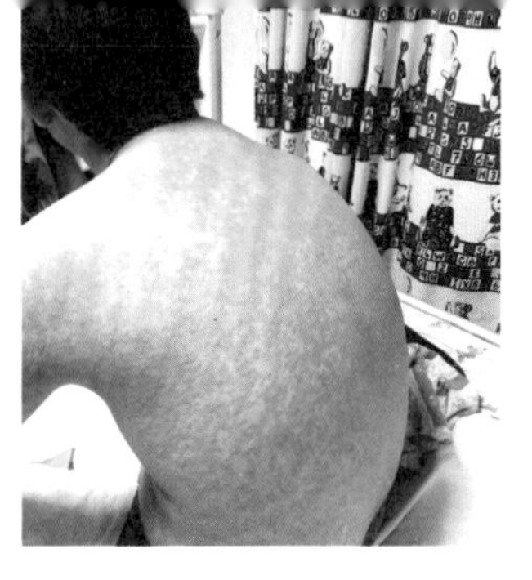

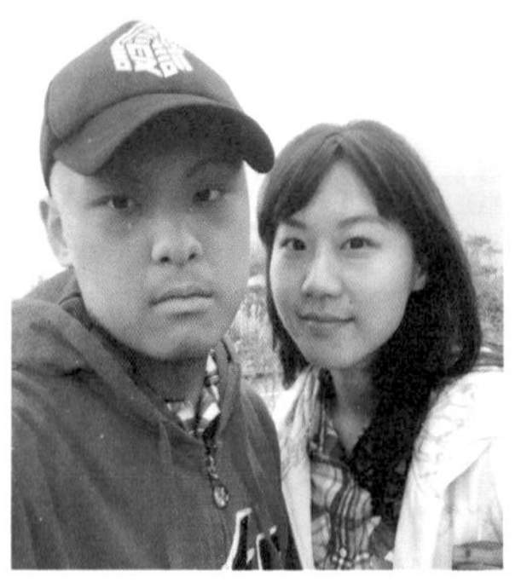

4 3 | 2 1
5

1、化療休息期間去看山，與姊姊合照。
2、輸注淋巴球急性排斥過敏。
3、休息期間與父母到武陵農場。
4、長庚 6L 病房聖誕晚會回去看看大家。
5、結業式，這次不哭因為還見得到大家。

隔天約莫中午時分，院方打電話來通知有床位了，正式踏上與白血病的奮戰之路，開啟我在林口長庚醫院兒童大樓6L病房治療的點滴歲月。

大姊在病房日夜陪著我，照料大小事；媽媽則在公司、病房、家裡來回跑，星期假日再與姊姊換班照顧我；爸爸送貨途中，也常特別繞進醫院來看我、陪我，即便只能待上片刻時間；二姊總是不辭舟車勞頓，下班後搭統聯客運來看我，再搭最後一班客運回中壢。

我清楚的知道，這一切都是源自於血濃於水的親情。

全家為了我的病雞飛狗跳、作息大亂，卻又亂中有序、分工有條，家人們各司其職邊工作邊照顧著我，我感到自己雖然遭遇不幸，卻又何其有幸，有家人支持、照顧著我，讓我沒有後顧之憂，好好地打贏這場惡戰。

我告訴自己，要好好接受治療，才對得起自己年輕的生命，以及愛我、寵我的家人。

二姊捐髓，移植後渴望重回校園

我的白血病需要骨髓移植，也幸運的與二姊 HLA 抗原相符，二姊更義無反顧的答應捐贈。

雖然期待骨髓移植後，可以很快地回到生活軌道，但也害怕骨髓移植前的破壞性治療，將帶給我的重重考驗，媽媽安慰說：「苦難是化了妝的祝福，願你能脫胎換骨，就像長蛇反轉變成龍；骨髓移植是置之死地而後生，但浴火重生後就是美麗的鳳凰。」

前置的放射治療及化療，確實比之前都來得令人難受，幾次後口中就出現破洞，必須改吃一些流質食物，也常常伴隨噁心、嘔吐的感

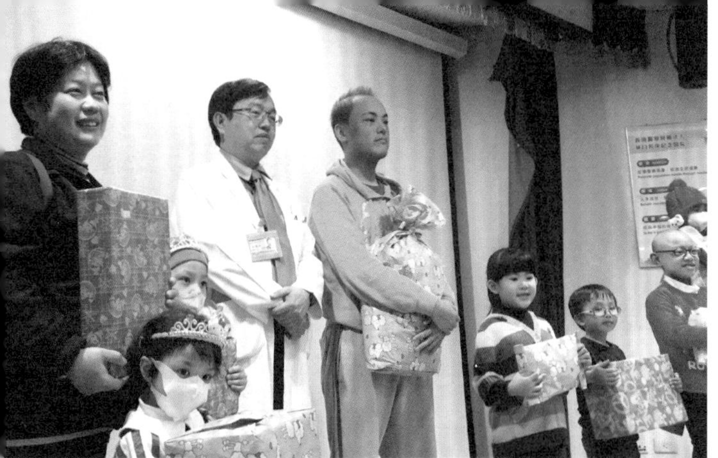

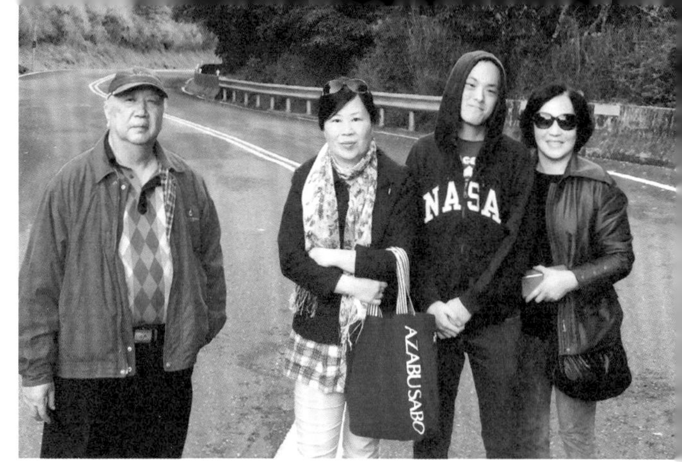
NASA
AZABUSABO

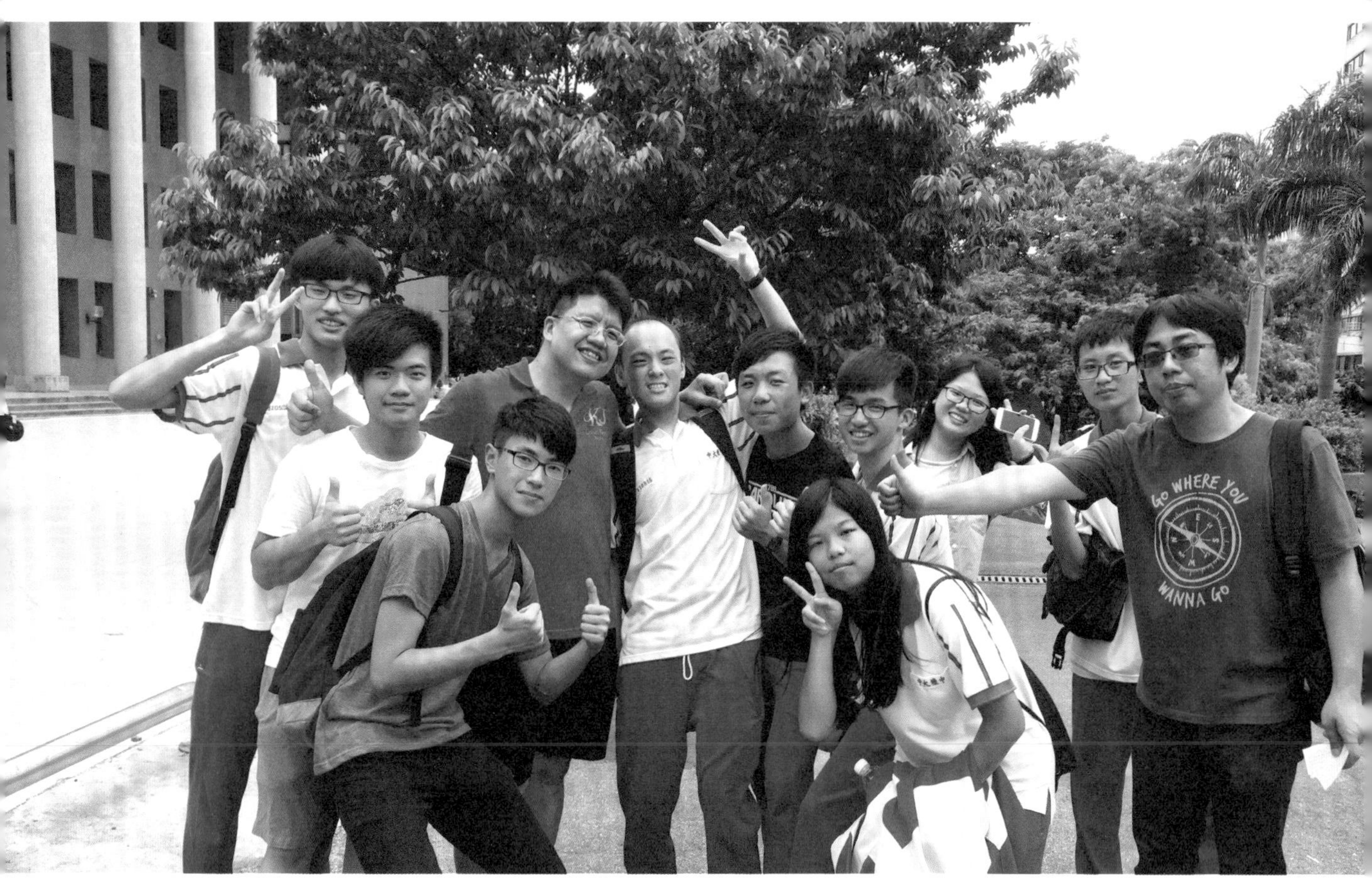
GO WHERE YOU
WANNA GO

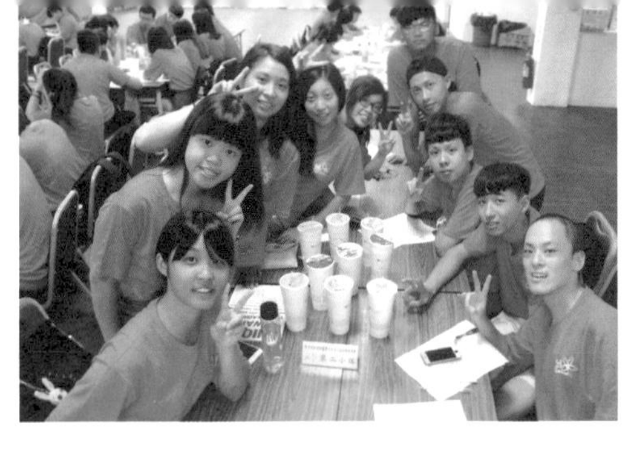

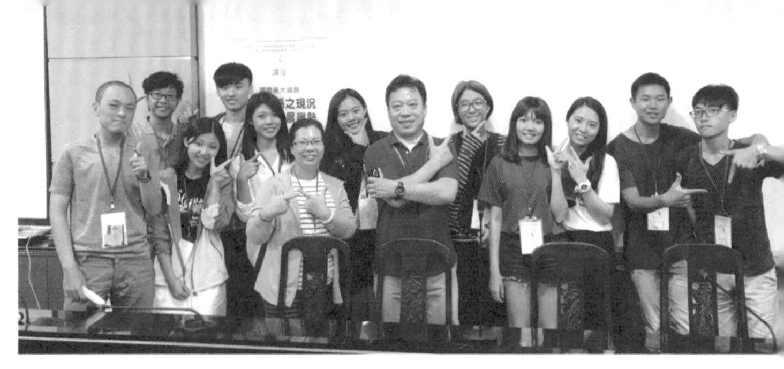

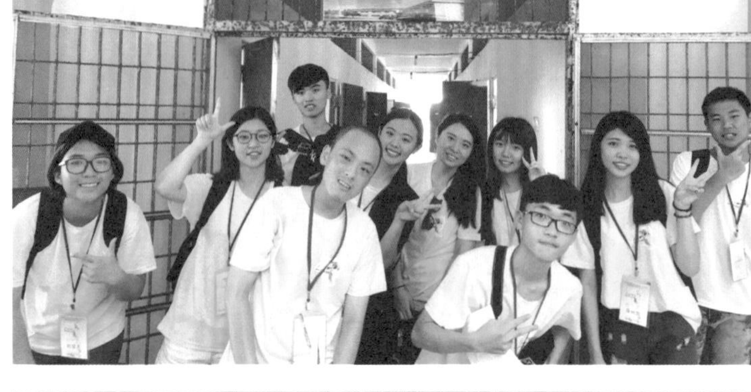

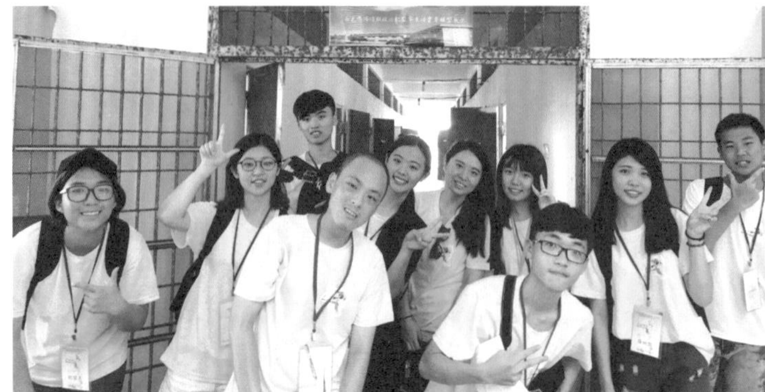

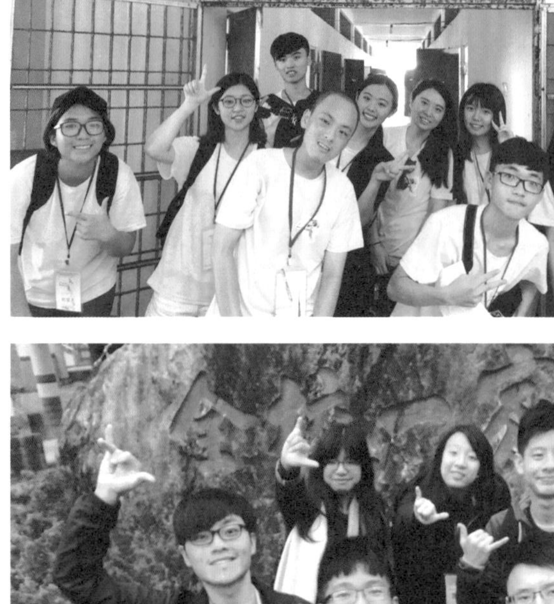

受。接受完折騰的前置治療後，二姊新鮮的造血幹細胞，終於輸注到我虛弱的身體裡，重建我的造血系統。

等待造血細胞發揮作用的那幾天，可以說是最煎熬的日子，每天抽血，等待血球上升，還得忍受嘴破，吞不下食物，甚至連吞嚥口水都是種煎熬。

所幸如地獄般的日子並不久，約莫兩週，白血球的數字逐漸有了起色，身體慢慢復原。

二〇一四年五月，在化療期間的空檔，我參加第一屆會考，放榜出爐順利考上桃園第二志願，內心等不及重回校園上課，想樣看看新同學、新校園、一個全新的環境，儘管家人持反對意見，希望我把身體養好了再回去，卻在我的堅持之下妥協同意了。

1、高階領培營台海兩岸議題探討與講師（正中央）的合照。
2、高階領培營的夥伴們。
3、領培營期間 最愛的團隊 -「六小」。
4、初階領培營 -「二小」。

再次復發，瀕臨絕望邊緣

「不會吧？真的要再來一次了嗎？」某天，發現手上疑似有出血點，心中湧起一股害怕。

「你復發了。」回到醫院抽血檢驗，醫生帶著沈重的臉色說。

「你有沒有乖乖吃抗排斥藥？」醫生問。

「有，只是都沒有按時吃，可能漏吃了我也不知道、沒有注意……」

當下一陣晴天霹靂，不知道原來沒按時吃藥有這麼嚴重的後果。

接下來幾次化療有別於之前的強度，加上心情上開始有些沮喪，副作用明顯變多，虛弱、嘔吐、破皮等，我已經提不起勁和別人說話。

第一次輸注淋巴球後，隔天馬上出現超級急性的排斥反應，全身起紅疹，且奇癢難耐，為了怕破皮感染，主治醫生考慮決定使用類固醇，以減輕排斥反應，紅疹才慢慢退了下來，症狀也獲得緩解。

第三次淋巴球輸注完後住進隔離病房，大姊出去買午餐，我一個人推著點滴上廁所後起身時，頭昏腦脹使不上力，一陣天旋地轉，就這麼癱倒在廁所地板上，按不到求救鈴，只能氣若游絲的吶喊著，大概是這輩子最對自己感到絕望、無力的一刻。

此時，之前曾同房的病童媽媽，恰巧來病房探視，便急忙到護理站求救。

好幾位護理師與醫生衝進病房，把我抬回床上急救，接著我開始意識不清，只覺得好睏、好睏，就快要睡著了，再次醒來的時候，已經被裝上呼吸器了。

「動亞、動亞、弟弟……」大家不斷叫著我的名字，要我不要睡著了。

這大概是我此生中，最接近死亡的一刻，周圍的一切十分模糊，整個人虛無縹緲，是身旁不斷的呼喚才將我又拉回了現實世界。

後來得知剛剛的緊急狀況是敗血性休克，差那麼一點點，就真的與世長辭了，讓我深深體認到人的存在是多麼脆弱，一眨眼，生命的光火，可能就會熄滅。

有愛無癌，透過表演帶給別人幸福

在我年輕的哲學裡
我的字典裡從來沒有做不到的事情
在面對挫折的時候
依然堅持相信自己不輕易 不輕易放棄

——《肯定》營歌

那段最糟糕的日子裡，體能狀況一日不如一日，精氣神有如被淘空殆盡，幾乎吃不下飯，連排泄也完全不由自主，徹底擊垮了好強的我。

所幸奇妙的事終於發生了，身體的排斥反應慢慢顯現，淋巴球發生作用，之後靠著排斥反應，病情獲得緩解，於是兩年多以來，已經不曾因白血病住院，終止了以院為家的日子。

只是排斥反應強大的後作力——硬皮症，在日後仍不斷試煉著我，這個「必要之惡」，江醫師用「美人魚」來譬喻，美人魚為了要有雙人類的腳，走向心愛的王子，不惜與巫婆交易，付出無法說話與每走一步就會刺痛流血的代價是一樣的，彷彿我也借用了童話故事的神奇魔力，與硬皮症帶給我的不適，開始和平共處。

病情回穩之後，開始回學校上課，除了課業之外，也希望透過實際行動，真正幫助他人，經過甄選參加了教育部舉辦的「新世紀領導

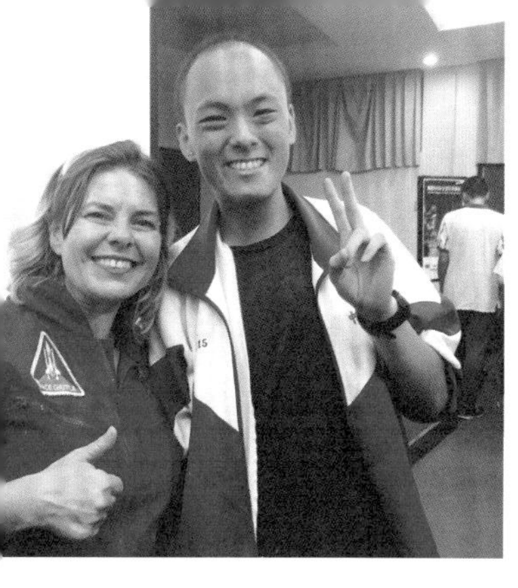
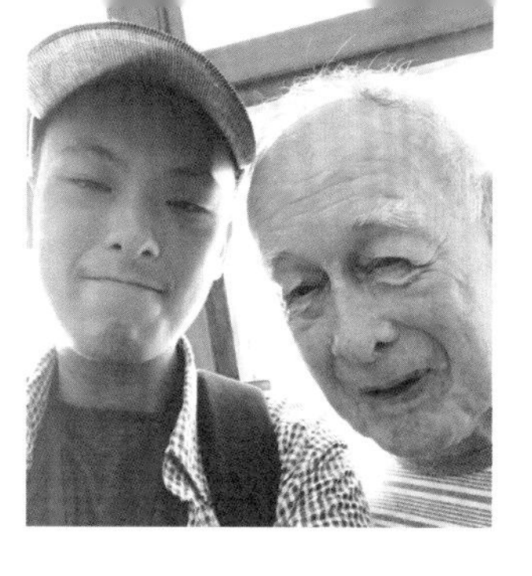
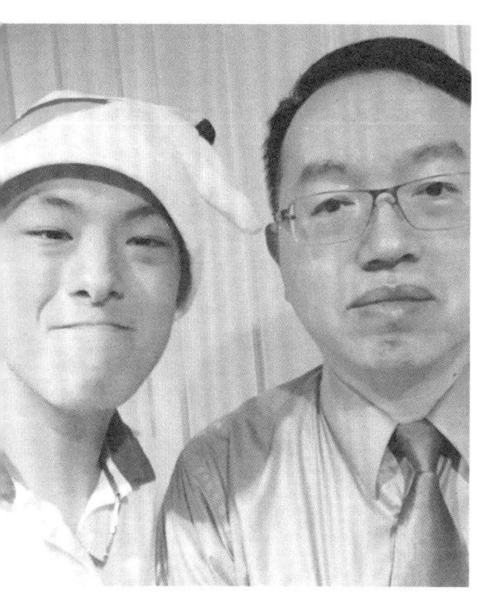
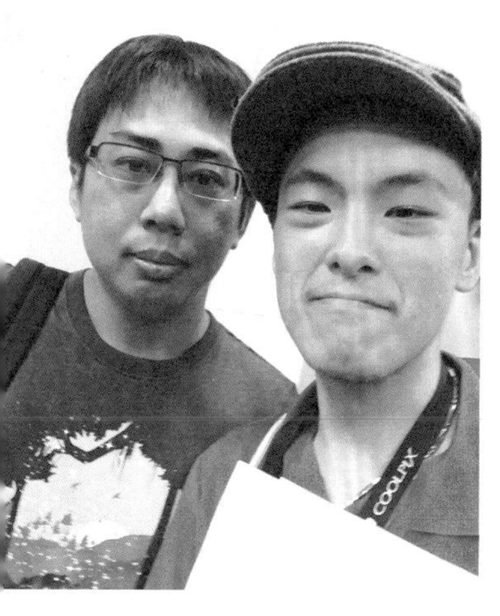

1 4
2
3

1、高階領培營與公東教堂神父的合照。
2、感動的重逢：Nasa 講師。
3、與我的主治醫師合照，他真的是個酷酷的冷面笑匠。
4、高一班導絕對是我高中生涯裡的貴人。

人才培育營」，企劃一份「有愛無癌」計畫，透過跳舞、戲劇、唱歌、魔術等表演，把歡樂氣氛帶到兒癌病房，帶給癌童們正面的力量。

還記得營歌《肯定》是這麼唱的：「我最珍貴的年輕，絕不讓他再空虛，勇往直前不放棄，只要肯定自己……」一張張純真笑容的背後，都需要擁抱信念，自我肯定。

曾經身為病人的我，了解心情也是影響病情的一部分。看見掛著點滴的孩子們，雖然不能跑跳，卻能夠看著我們的表演而開懷大笑，使我感到開心，更為自己從接受者的角色，轉換成可以付出的人而感到幸福。

這期間，我也參與醫院舉辦年度病房年終晚會表演，與醫護人員一同演出節目自娛娛人，更主動參加兒癌基金會地方性座談會，分享自身生命歷程。

「人生最浪費的日子，就是我們沒有歡笑的時候。」與病童同歡的過程中，令我再次有所省思、轉變及成長，誰說癌症不是一件偽裝的禮物，為生命帶來力量，發揮無限的價值呢？

這份有「有愛無癌」的熱情之火，藉由一份微小卻巨大的能量，將持續傳遞下去。

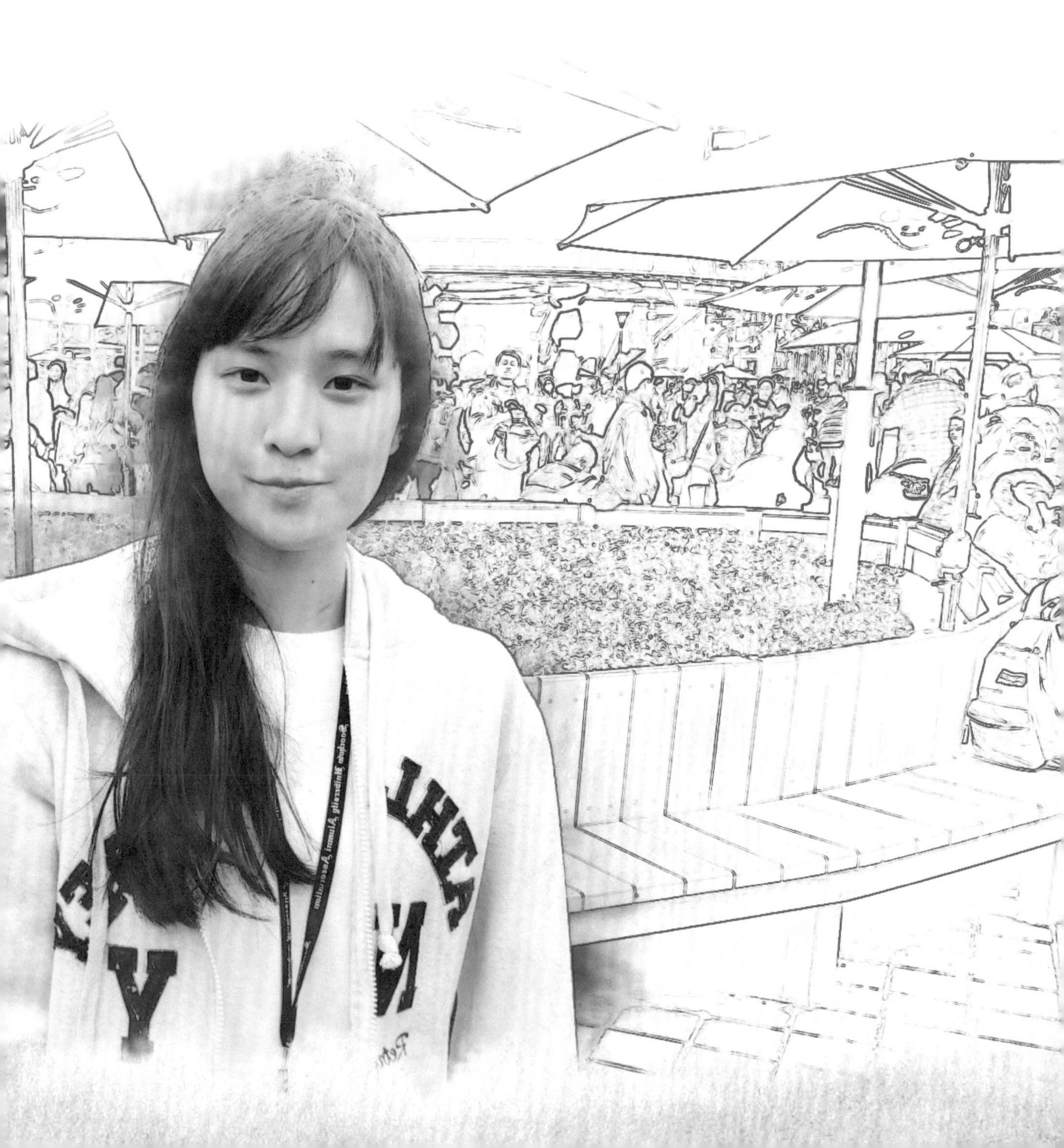

03

惡性骨肉瘤第二期
診斷時間：100年2月

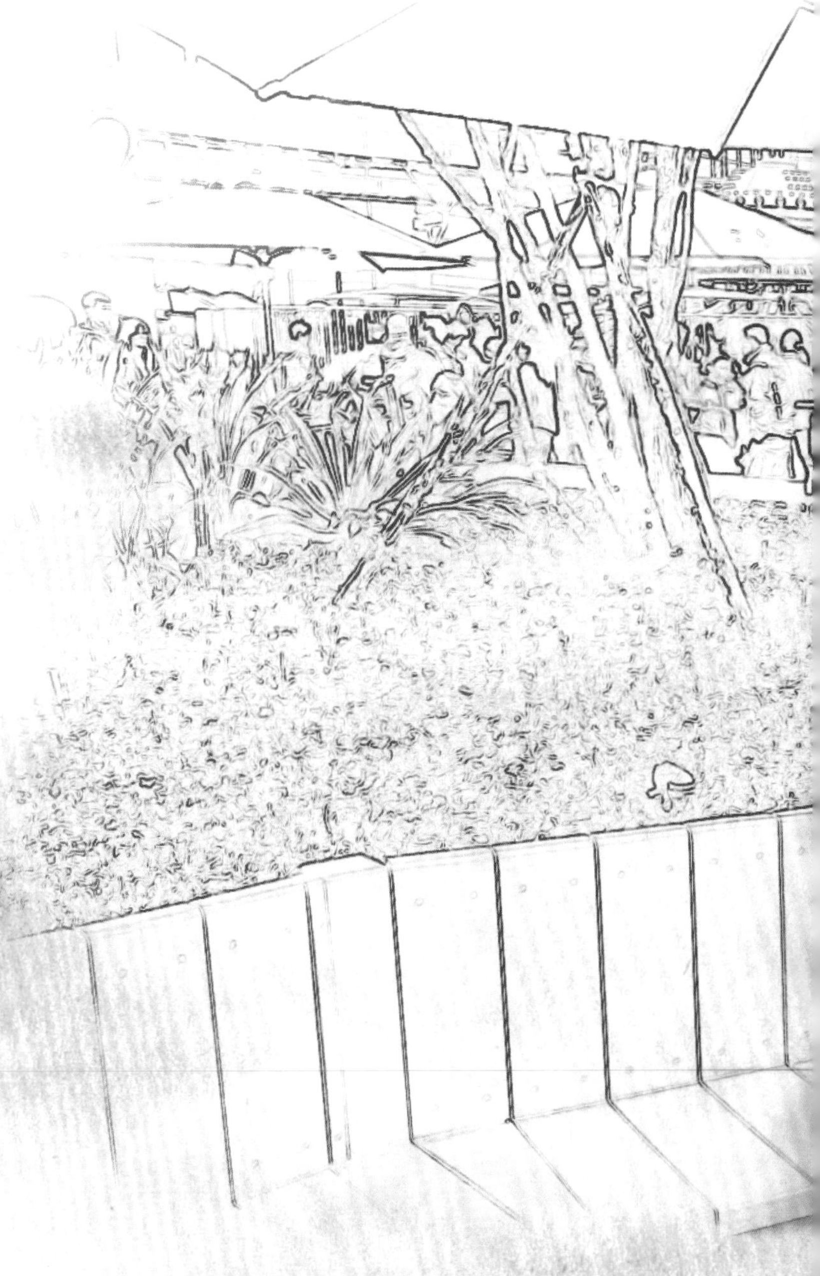

人生有幾發煙火就放幾發，能燦爛的日子我就不會白過。

「菲」比尋常的單手人生——柯菲比

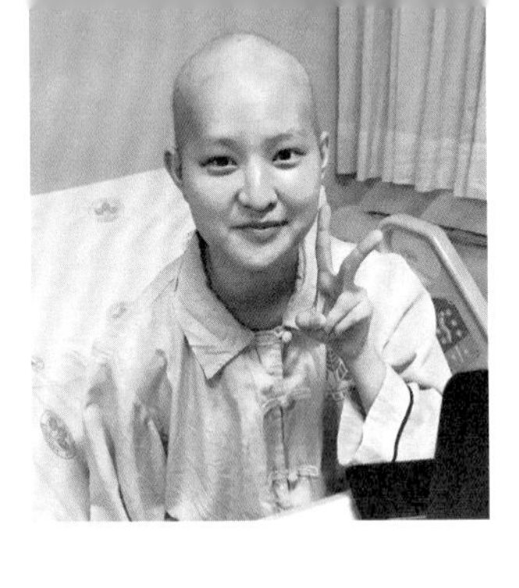

3 2 | 1

1、2017 化療。
2、和骨科陳醫生合影。
3、和主治醫生陳爸爸合照。

練琴手臂痠痛，演變成骨癌？

「能不能說說妳的抗癌歷程？」

「妳是如何面對截肢後的改變，從痛苦中走出來？」

面對「公益生命教育講座」台下一連串好奇的發問，故事得從國二開始說起……

那時的我迷戀《不能說的秘密》電影中的曲目，天天勤練鋼琴後，越發感到手臂一陣痠痛，剛開始並不以為意，隨後卻開始發燒，診所醫生只開消炎藥和退燒藥，大約輾轉兩個月後才到高雄長庚醫院檢查，宛如上演連續劇一樣，被診斷出惡性骨肉瘤。

步出診間外的爸媽臉色相當凝重，總是扛起一切的爸爸第一次在我面前落淚，令我內心相當震撼，卻不知如何安慰他。

「才十三歲的我，這輩子是否再也沒有機會談一場戀愛？」此刻心情異常混亂的我，也陷入胡思亂想的漩渦。

進入化療之前，我辦了休學，同時申請在家教育，並轉入台北榮總陳威明醫師的骨科團隊就診，正式入住93病房。

術前化療驗出腫瘤殺死率不到20%，雖然安排密集的化療，效果依然非常不好，然而同學們真心的加油打氣，教會也從全台各地甚至國外送來關心，令我的意念越來越強壯，身心的風暴也漸漸的平息下來。

每個月醫院治療住院一到兩週，趁著回家休息的階段進行在家教育（床邊教學），學校導師及科任老師每週特地來家裡為我上課，他們的愛心輔導，使我幸運地能夠不中斷學業。

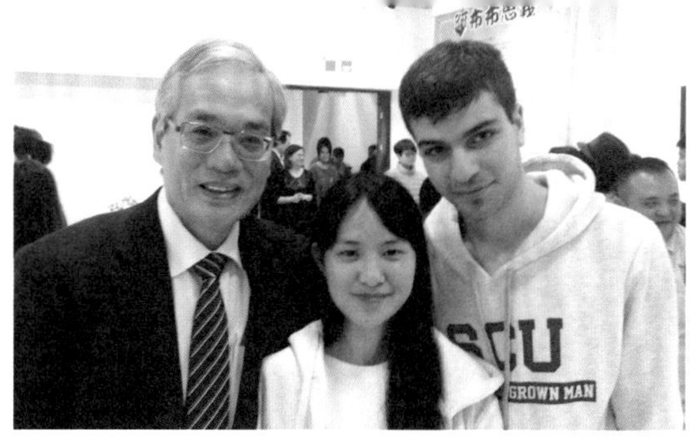

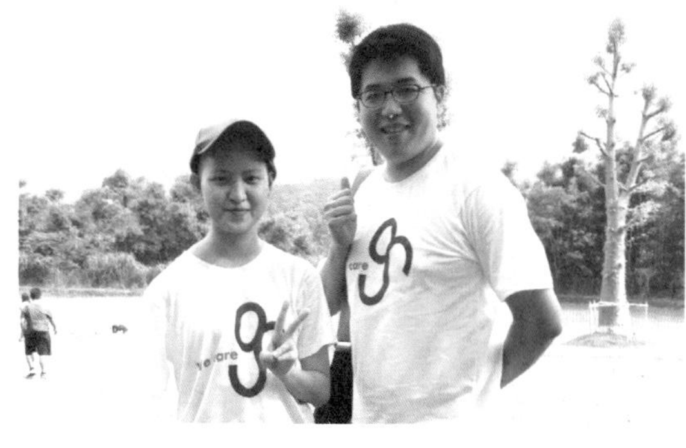

右上臂截肢，從絕望中看見希望

「如果神經被包住了，還是要截肢，保命要緊！」主治醫生陳威明醫生輕聲對我說。

原以為化療後一切將歸於平靜，但醫生評估之後，說到可能會需要走到截肢這一步。

「就算沒有一隻手，妳以後還是可以做很多事，做任何妳想做的事，可以跟朋友去逛街去上學，還是一樣過生活。可是如果再猶豫，命都保不住就沒機會了。我會像開自己的女兒一樣開妳的刀，好不好？」

手術前一晚，陳醫師特地到病床邊和我們討論，最後我們同意了這個重要的決定。

隔日手術結束，我的右手臂被拿掉了……

記得一次住院中，媽媽心情沮喪到陽明山散步，一個人對神禱告，突然浮現以前在《聖經》讀過的一句話：「你若信，就必看見神的榮耀。」重而平復心情，同時把這一份希望帶回來給我。

雖然右臂已截肢，仍不想放棄繼續唸書，手術後三週便復學，用樂學方案（在校成績）申請上國立鳳山高中，度過了一段不短的適應時光，透過心理諮商慢慢重建自信，漸漸勇於主動交朋友、嘗試新事物。後來考上東吳大學英文系，還得到教育部的特教優質達人獎以及文化部文薈獎，果然如陳醫師所說，用一隻手也能夠做很多事……

現在回頭看，「勇氣」是一種能力，是經過十幾次化療和一次次全身麻醉的手術鍛鍊出來的，我用著破釜沉舟的心態過每一天，面對徬徨未知的明天，使我決定珍惜每個平凡的今天。

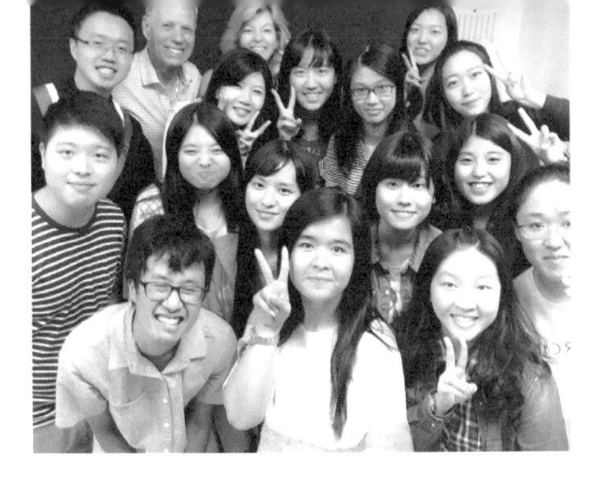

1、學校的朋友們是我堅強的後盾。
2、台北榮總第三門診開幕表演和院長及副院長合照。
3、和骨肉癌關懷協會的病友們一起長大。
4、我和截肢勵進會朋友像不像雙胞胎？
5、參加兒童癌症基金會 35 周年活動與基金會弟弟、蘇打綠阿福合照。

三度復發，用積極態度活出神采

> 掉了眼淚我會堅強擦乾，拚了全力我會勇敢實現，繽紛的夢想。
> 今天就是幸福，畫個圓圈來跳舞，大手和小手緊握，有天使翅膀守護。
> ——《今天就是幸福》（兒童癌症基金會會歌）

因為自己的罹癌和截肢，深深體會弱勢族群及身障者的困境，對無障礙環境設施有更深入的觀察和體會，因此在原本的英文系之外，加上社工系雙主修，希望成為專業的社工師，也積極參與公益基金會擔任志工、伊甸基金會的義賣和義演（唱歌）等活動，今年也通過認證擔任世大運的外語志工。

大二下學期，再次檢查出復發，又做了一次手術、四次化療，心中沒有苦毒，依然對痊癒保持希望，願意用積極態度活出生命的神采。

信仰帶領我走過高山低谷，讓我發覺生病不是一件可恥的事，甚至還可能因靈性生命的深度成長，而感覺這一切是恩典，充滿了感恩！

現在的我是大三生，希望以自己的腳步慢慢前進，成為一名專業的助人工作者。

骨癌至今還原因未明，卻使我在這未知的旅程中打拼了六年多，至今做過二十次化療、三十四次放療，猶記得發病時的我才十三歲，如今已是二十歲的成年人。

於是，我將這份心情譜寫成歌《今天就是幸福》，更獲選為兒童癌症基金會的會歌。

單手彈琴，用音樂轉化心情，傳遞愛的能量

罹癌帶來生命中不能承受之重，那是一種缺憾，久了內心就有產生

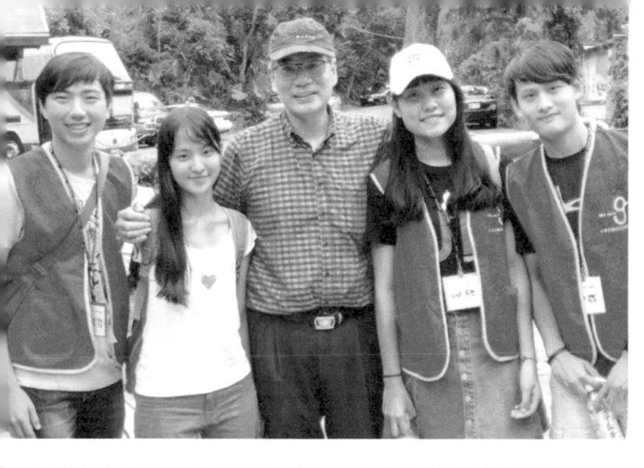

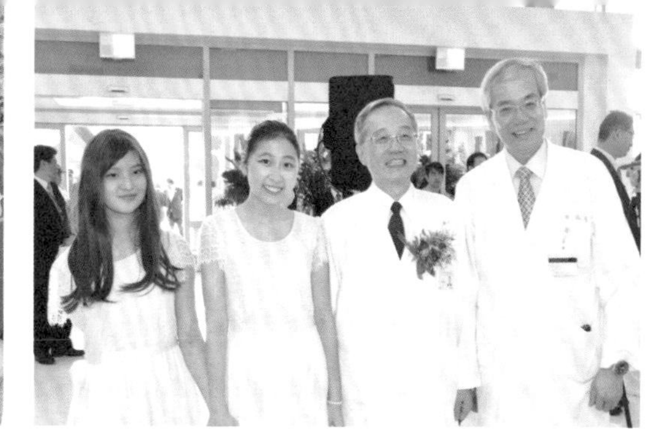

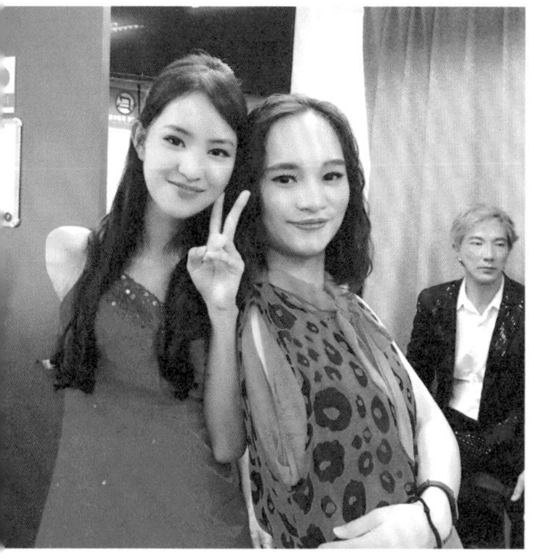

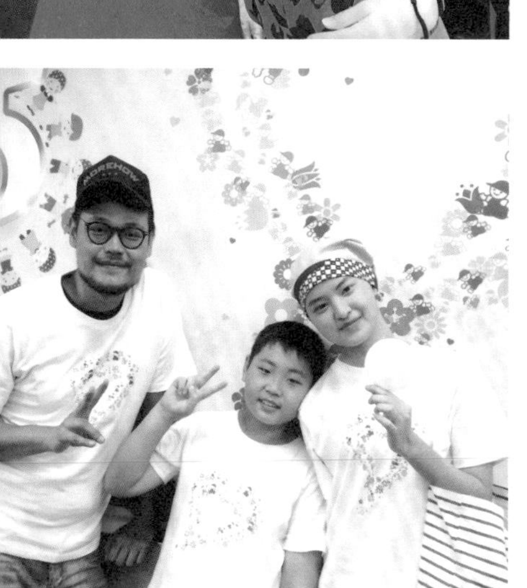

鬱悶的感受，但音樂可以將情緒釋放出來，我堅持單手彈琴，用寫歌記錄生命，同時發現能夠轉化心情，也希望能把這股音樂的力量，帶給更多人。

電影《歡迎來到詩樂園》描述失去手卻渴望自由的人，藉由舞者的肢體動作，從藝術中得到了釋放。在音樂創作中，我總是能在某種程度上得到療癒，更發現不只療癒自己，還能療癒了別人。

在一次「送愛到祺翔漸凍病房」母親節活動，我和一位全盲的學長為漸凍人家庭的母親獻唱歌曲，看到他們終年細心呵護罹患漸凍症的家人，付出無怨無悔的愛，還熱情的歡迎我們演出，不禁淚光閃閃，也體會到自己還可以做很多事，應該珍惜當下，盡力活出精采人生。

未來，我將繼續為自己和他人帶來希望和力量，一起見證生命的美好！

有人說：「上帝給人兩隻手，一隻手向上為自己；一隻手向下給別人。」我的人生目標就是專攻身障社福領域的研究，用一隻手代替「雙手」的工作。我還有一隻手，我要寫出最美麗的人生。

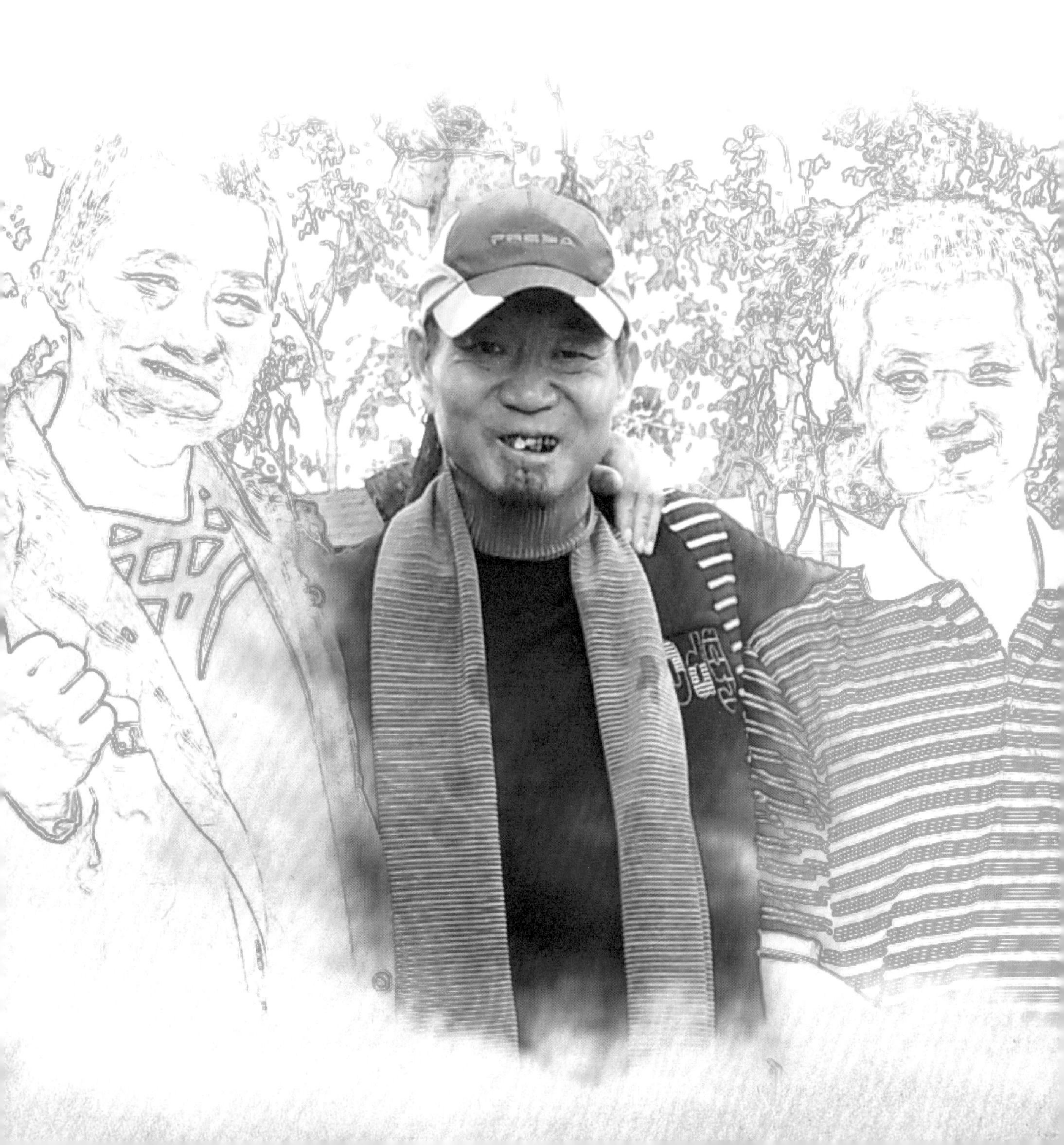

04

用愛發聲，重燃生命之火——何川盛

癌不可怕，可怕的是你不好好的與它相處！

口腔癌（舌癌第四期末）
診斷時間：97年6月

3 2
4
6 5 1

1、罹癌前全家福。
2、復興高中訪問時為我畫的素描。
3、參與社區大學二胡班成果展。
4、擔任雲嘉區陽光基金會宣導講師。
5、探訪輔導口腔癌患者。
6、在機場等待，準備出國前往大陸。

抽菸嚼檳榔，讓病魔來糾纏

民國九十七年二月十八日，突發的一場車禍，瞬間瓦解了我的身體，開始變得虛弱許多，同年四月因感冒喉嚨痛就醫檢查，竟從醫生口中得知一件讓自己無法想像的事——舌癌。

癌症，何況是長在舌頭上的病症，這是我做夢都不曾想過的事啊！難道是因為工作時常應酬，又有嚼檳榔、抽香菸的關係？猶如晴天霹靂迎面而下，頓時間腦海一片空白，不知所措，內心恐懼一擁而上……。

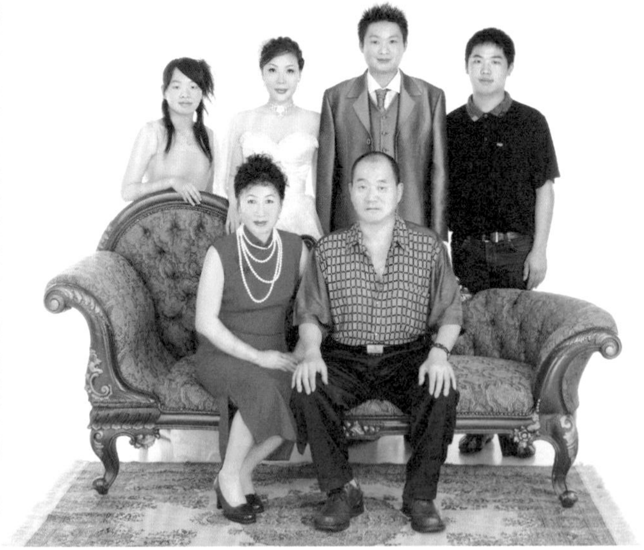

經由親友的鼓勵與關懷，沉思幾日後的我，決定開始求醫。我跑遍了台灣各大醫院，最終決定由高雄長庚醫院耳鼻喉科主任——簡志彥醫師，進行切除部分舌頭手術。術後的我昏迷不醒，加上高燒不退，院方一度發出病危通知，生命危在旦夕。

朦朧之間醒來後，發現臉部幾乎包裹厚厚的紗布、臉上插著鼻胃管，身上插了一、二十支針……，看見如此景象的我，感受到自己早已面目全非，不僅要忍受術後的疼痛，還需適應生理結構改變所帶來的不便。

「為什麼跟之前醫師說的不一樣？不是舌癌初期，只需要切除部分舌頭嗎？怎麼整個舌頭都沒了？無法說話、沒辦法吃東西、臉部變

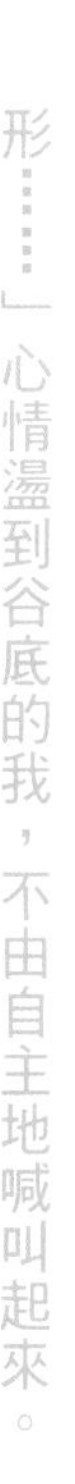

一邊聽著院方解釋已是舌癌四期末，非得如此，一邊腦海中猶如幻燈片似的，浮現出不好的想法：「我好害怕，真的不想活了！」

順利「倒食」，從夢裡看見希望之光

手術後，仍然插著鼻胃管、氣切，同時開始進行四十五次的電療。因為開刀的傷口還未痊癒，必須勞煩家人為我灌食及敷傷擦藥，我自己痛苦已經夠承受了，還要連累家人，心想乾脆一了百了！只是臨走前，還想見父母親最後一面，但因罹癌開刀之事並未告知父母，深怕他們得知此事後傷心過度，於是自行將鼻胃管拔除，以便向他們告別。

正當我拔除鼻胃管後，突然感到一陣睏倦，迷迷糊糊中便睡著了。夢境中有一群人吃吃喝喝，有說有笑，有一位酒量非常好的人，一杯接著一杯將酒倒進口中。突然驚覺到他是用「倒」，而不是「喝」，

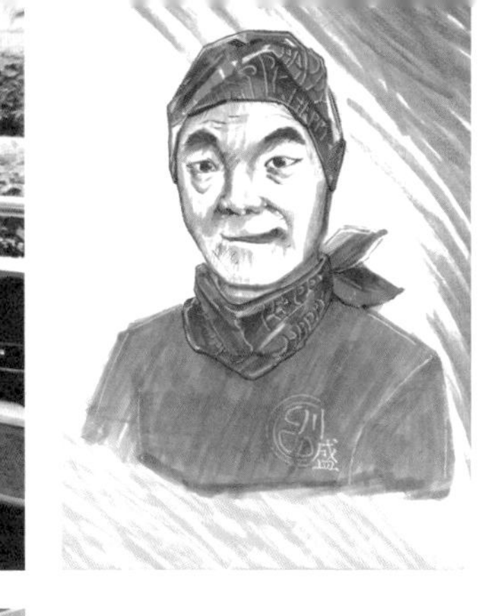

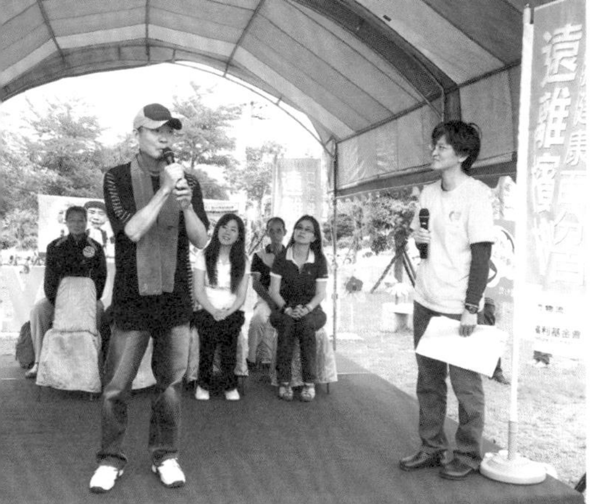

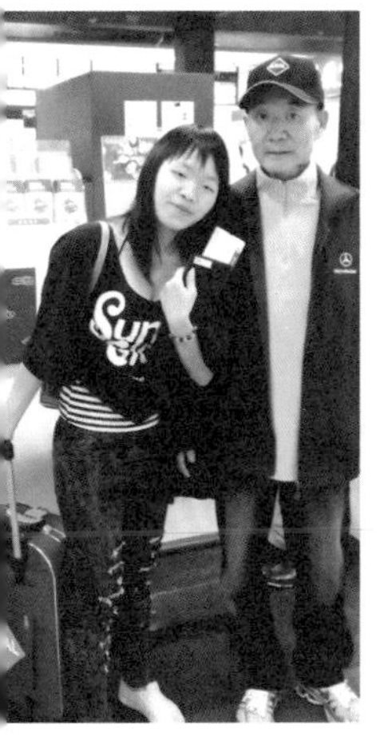

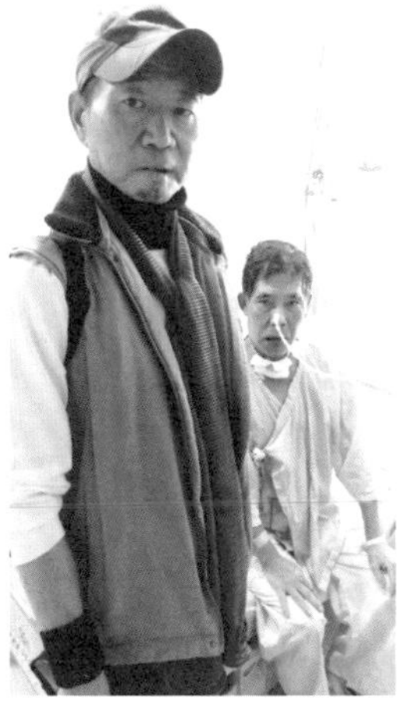

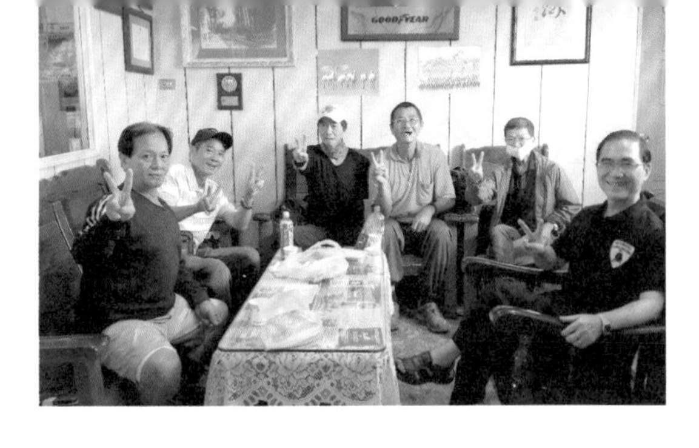

3 2 | 1

1、104 年 9 月高雄口友來嘉義聚會。
2、協助台灣寬心癌症關懷協會單車環島。
3、帶領口腔癌患者歡聚。

這一幕彷彿奇蹟似的提點了我。

一瞬間忽然驚醒，馬上起身拿起杯子裝水，用夢境中相同的模式，將水倒進口中，竟然就成功進食！也就是說，不需要再插鼻胃管，更不需要每餐飽受灌食的痛苦，可以飲水、喝牛奶和吞藥，甚至其他流質的食物……。

順利「倒食」，能夠完成這件簡單的大事，已經使我萬分感恩。

家人的陪伴和照顧，也是風雨中一股安定的力量，太太在罹癌前，每天要幫我照顧公司，讓我無後顧之憂，罹癌後，更是身兼兩職，晚上還要幫我擦藥、洗澡。

女兒則到龍山寺、行天宮祈求平安袋，送來加護病房給我，姪女也親自做幸運草和卡片，祈求平安無事，這些點點滴滴的感動，成為我堅強的力量。

舌頭全切除，學習腹語，用愛發聲

因為這場夢，讓我對生命慢慢重燃希望，對人生的態度也大大轉變，也因此，身體也迅速恢復。

此外，因我切除全部舌頭，除了無法進食外，連帶著也無法正常說話，為了能與人溝通，我買了一台錄音機，反覆的練習發音，經過無數次的發音練習，已達七成與陌生人溝通的能力。

還記得學習腹語時，老師激勵地對我說：「沒有人會為了練習腹語把舌頭切掉，因為你沒有舌頭，如果腹語練成，一定是台灣第一。」

於是，我將用愛發聲，將自己從罹癌的絕望，到走出傷痛、看見光明的心路歷程分享出去，期許為社會做更多有意義的事，幫助更多

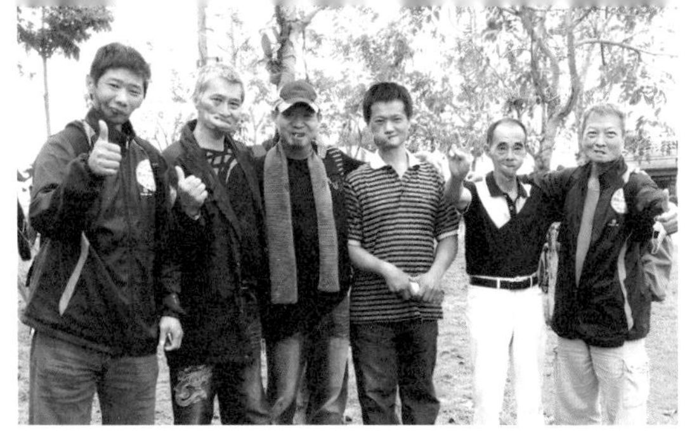

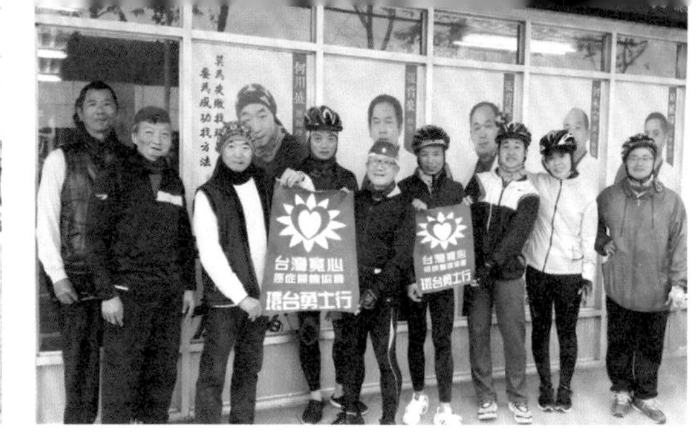

癌友走出傷痛的陰霾，讓他們瞭解口腔癌患者也能融入社會、活得有尊嚴。

同時，我也展開了新旅程的學習，參加嘉義社區大學二胡、書法及交際舞班，藉由這份苦學的才藝，到醫院用琴聲撫慰病友，這份互相激盪出的溫暖，不只讓我順利地重新融入人群，也能夠傳遞希望的樂音。

為了訓練融入陌生環境的勇氣，和幾名好友到大陸、泰國等地旅遊，即便生活上有諸多不便，但我依然不畏艱難克服一切，而這幾次與陌生人接觸的經驗，讓我深深體會到：口腔癌患者最畏懼的不是生活及語言的不便，而是他人異樣的眼光與多餘的同情心，也深刻體會到身邊的親友，無法分擔我身體的病痛，也無法體會罹癌的痛苦，僅能給予心靈上的安慰，唯有身歷其境的癌友，以彼此的經驗相互扶持，才能較有助益。

一〇〇年六月，我很幸運地被陽光基金會選為口友講師，負責雲嘉地區口腔癌病友輔導及預防宣導的工作，每當配合陽光基金會的宣導，到醫院、衛生局、環保局及學校等單位，我都會用我自身的奮鬥歷程，鼓勵很多口友重回社會及工作崗位，也因而結交不少朋友，互相鼓勵交換復健心得，重燃癌友回歸社會的自信。

如今的我，依然維持每天運動的習慣，事業也恢復以前的光景。

我沒有舌頭，但我能與人溝通；我沒有舌頭，但我能唱歌，這正是我戰勝癌症最有力的證明。

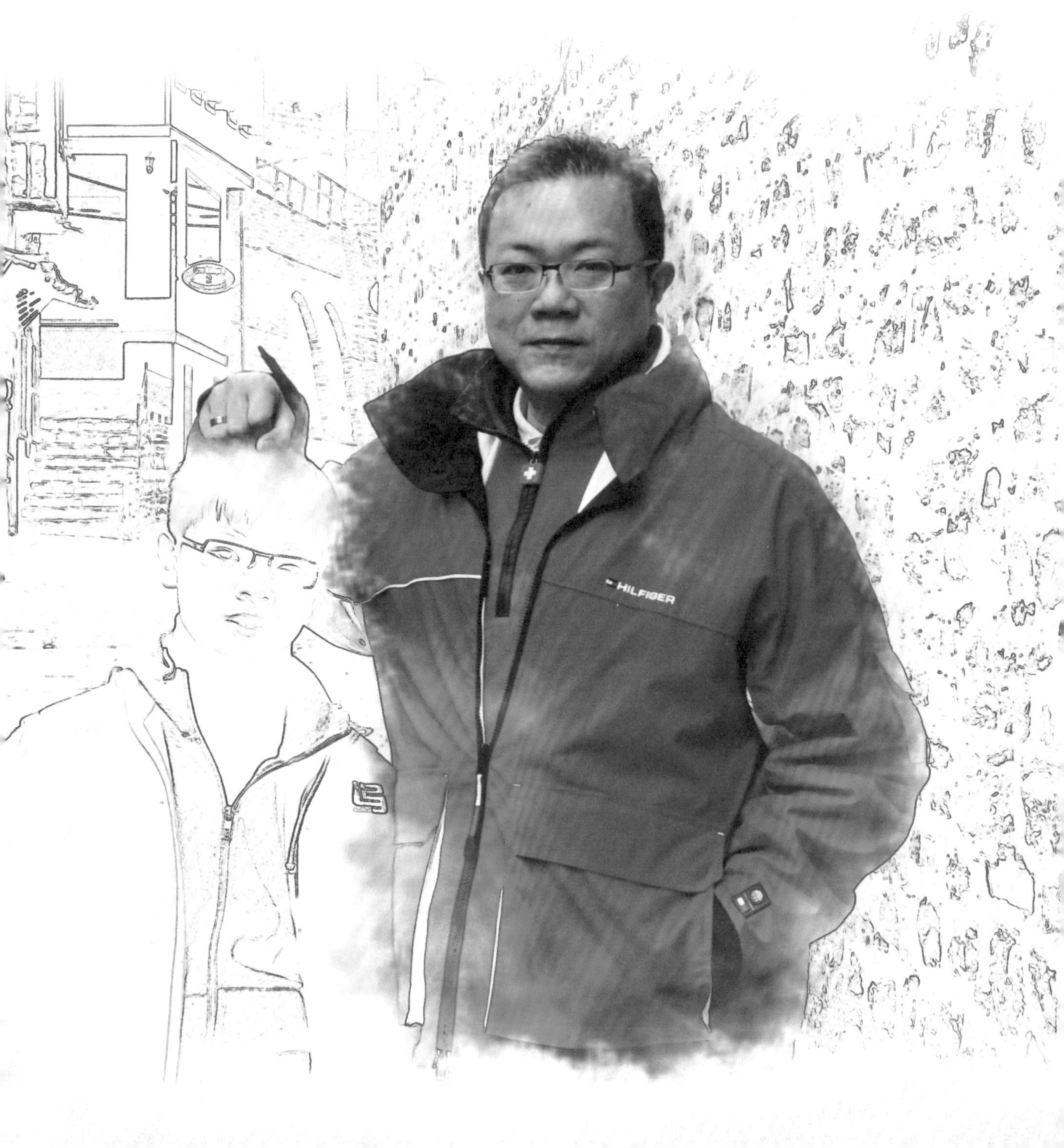
HILFIGER

05

活出生命存在的積極意義——李錦豐

我將用生命中的最好，來創造未來的更美好。

腎臟癌第四期
診斷時間：102年4月

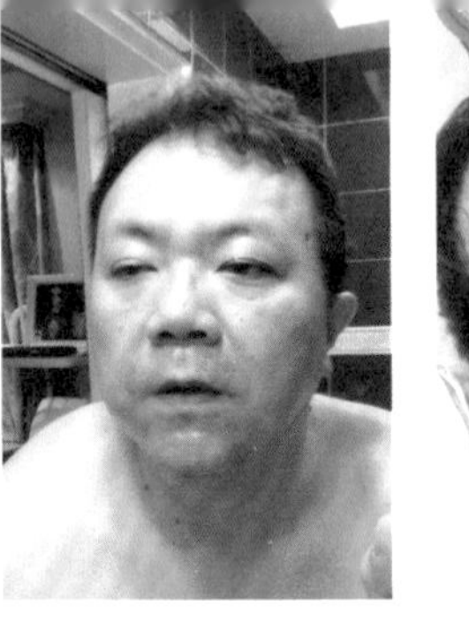

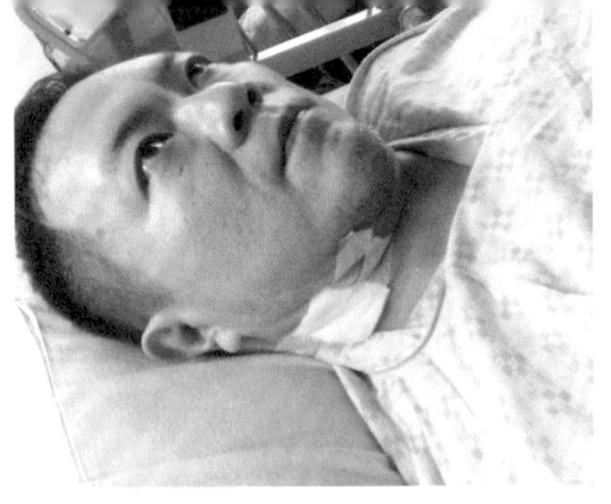

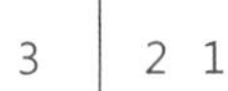

1、初期確診開刀後的徬徨。
2、治療中服用標靶初期的副作用。
3、治療中與太太日本旅遊。
4、時常推輪椅的兒子練就了一手躲路障的好功夫。

從急診室開始的第二人生

如同以往的每個夜裡，工作榨乾所有精力，本以為精疲力竭才能擁有一夜好眠，睡中被一陣強烈的尿意驚醒，起身慵懶走到廁所，站立許久卻沒有尿液被排出，突然間一塊果凍般的血塊伴隨著血液被急速排出，馬桶及週邊濺灑了紅色的血液……。

「我們在你左邊的腎臟，發現一顆很大的腫瘤，要形成這麼大的腫瘤，至少須要五年以上的時間，前夜的出血就是腫瘤破裂所至，這其實非常危險……」

由於半夜幾次血尿且急性疼痛，到醫院急診室看診後，進一步檢驗發現罹患了腎臟癌合併遠端肺部轉移，當務之急必須將左腎連同腫瘤一併切除。

聽著醫師的宣判，腦海中卻嗡嗡嗡地響個不停，恍惚間開啟了我的急診室的第二人生。

「我會盡我的全力！」醫師用他堅定的笑容回答我。

主治醫師給我一個月的時間，讓我回去準備左腎切除的手術，同時漸進給出新的教育：「免疫退兵」，當主要癌組織被摘除後，免疫系統感到威脅消失而獲得休息，此舉反讓隱匿各處的癌細胞蓄勢待發，一般坊間流言手術將致使癌細胞擴散，實際上是錯誤的說法。

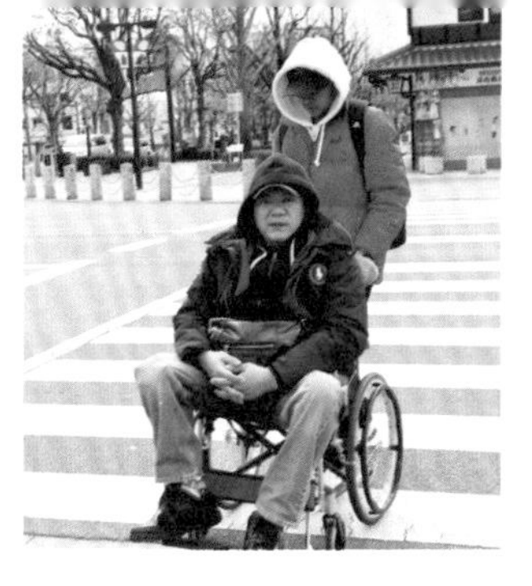

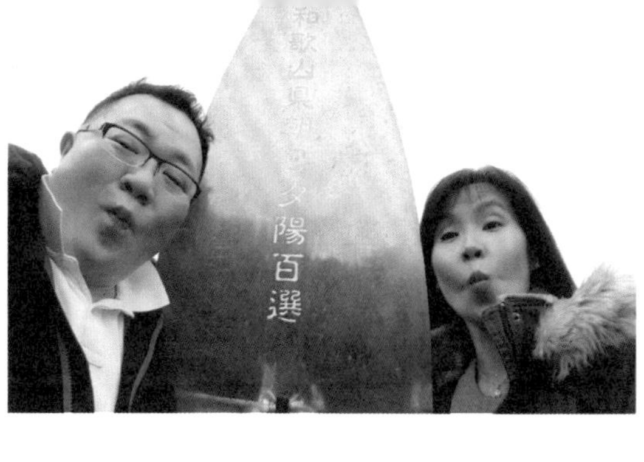

很不幸地，正如醫師所猜測一樣，在腎藏摘除一個月後，即發現轉移到肺部的腫瘤迅速長大，緊接著在幾個月內進行兩次的胸腔鏡手術挖除腫瘤組織，經過化驗亦證實是腎細胞癌的遠端轉移。

這段醫病信任的治療歷程，可說在我生命中邁出抗癌的新步伐。

癌末病人，從失望谷底往上攀起

治療過程，慢慢地感覺到身體日漸虛弱，唯獨癌細胞越戰越勇，絲毫沒有屈服的徵兆，更使人氣餒的是，當初被判讀是煙疤的結痂，卻意外長大了。

於是，醫師開始使用標靶藥物，副作用開始大肆發作，由於身體僅剩一顆腎臟，血管上皮細胞修護的功能受到抑制，造成嘴巴紅腫一整圈，第二週便出現手足口症，第三週起腳的皮膚變得「吹彈可破」，後來幾乎只能躺在床上。

「人生到底還剩下什麼？」每次充滿希望的進手術室，很快地又讓人失望沮喪，做為一個癌末病人，我可能還沒準備好。

「我的人生是從哪個地方開始打結？」原來我過去不夠珍惜身體，還曾沾沾自喜具有敏捷的思路、過人的體力、很少的睡眠需求，直到現在停下腳步，居然不知道從哪裡開始把一團亂的線頭收回來！

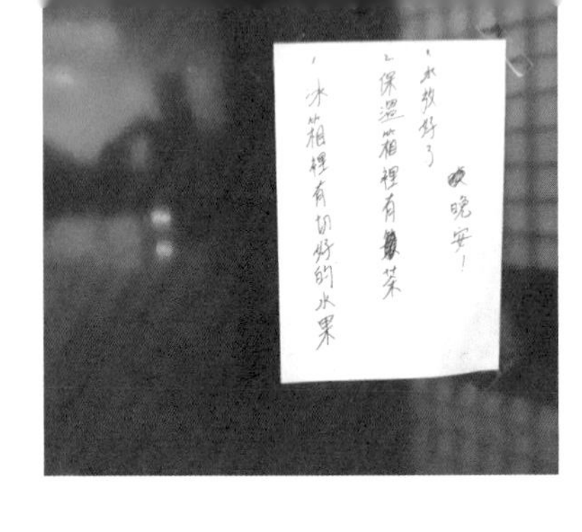

1、晚歸 兒子貼心的留言。
2、睡飽飽來客早午餐。
3、治療故事分享。
4、關懷探訪住院的病友。
5、日本醫院就診後的街頭閒晃。
6、與同去日本治療朋友的早餐約會。

面臨青春期的孩子，曾一度讓我猶豫該如何向他說明病情，當他知道以後，哭喪著臉說著：「我很想幫助我的爸爸，但是我還只有國一……」，那種無助的言語，頓時使我的愧疚油然而生，原來不珍惜身體，卻傷害了愛我的人。

於是，我開始檢討自己在生活做錯了多少，期許從失望的谷底向上爬起，重新思考現在要開始做對、做回哪些事？

記得剛確診時，曾問醫生還剩下多少的存活率的問題，醫生含蓄：「一年的存活率約有五成，三年大約有兩成吧！希望你能成為病友們的榜樣！」

我告訴自己：「如果不想當那個短的，不服那個平均數值，為什麼不能朝極限長的方向做努力？」在家人守護和醫師鼓勵之下，現在的我已經渡過四年多了！

集結癌友，一起抗癌，啟動良善的循環

我深信「人助自助，自助助人」，在接下來的休養時間裡，開始閱讀大量資料，同時撰寫部落格，命名為「開始第二個新人生」，有鑑於罹患腎臟癌的人數較少，資訊較為缺乏，希望藉由自身罹病經歷，和病友們分享，彼此鼓勵，形成一股良善的循環。

同時積極參與腎臟癌群組的交流，每當有新癌友加進來，都能及時得到導引，大家一起解惑、一起抗癌、一起存活、一起辦活動，更一起邁入正常的生活，這是除了現在我的癌症受到控制之外，第二件讓人開心的事。

癌症需要的是綜合性的治療，於此讓我看見希望，也改正過往所有不良的生活習慣——戒煙、戒酒，吃原型食物，打造無毒的環境，

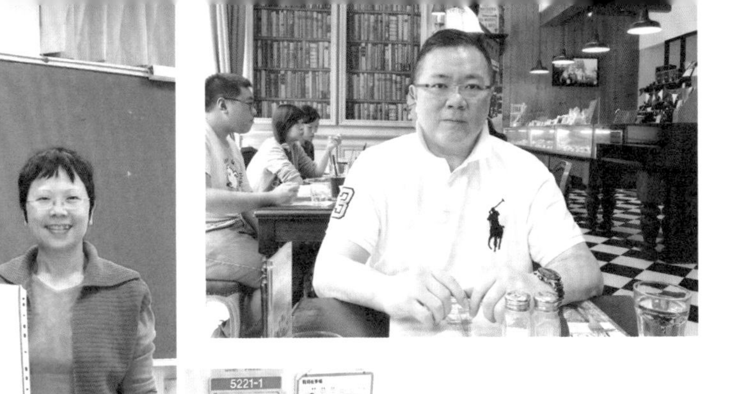

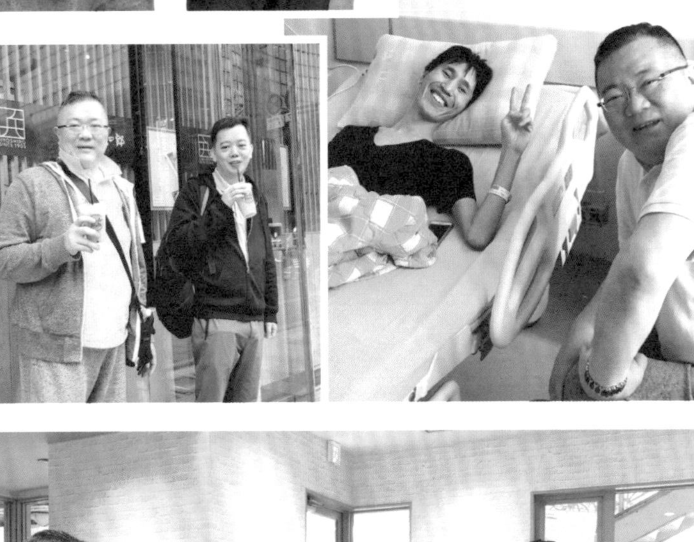

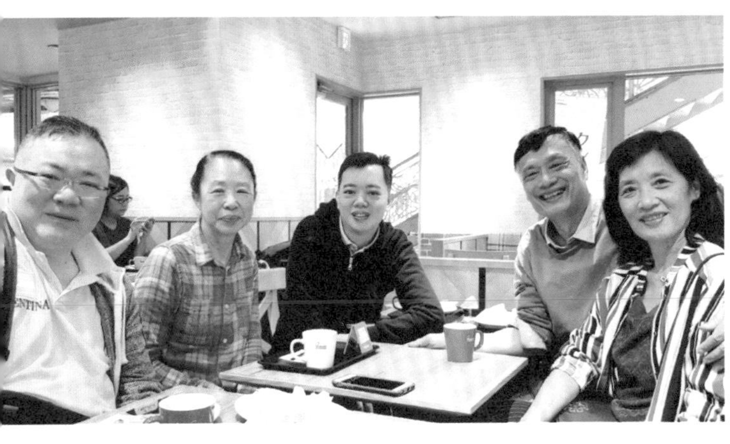

恢復規律生活作息，絕不熬夜；在心理層面上，不沮喪、不忿怒，不讓心裡帶有負擔，踏實地過日子。

當我欣然接受副作用的發生，開心的理解那是藥物有效運作的反應，於是乎這些惱人的糾纏，使昇華為生活不能再度沉淪的警策

有位老中醫師曾說過一句發人省思的話：「每一個人都是獨特各異的個體，日子過得像病人就會是病人，過得像正常人就會是正常人！」

罹癌已經是存在的事實，然而生命的價值不是在擁有多少豐富的資源背景，而是在走過的路上欣賞了多少風景，現在的我是這輩子剩下的最好，就用這個最好，愉悅的去感受後面最好的生活！

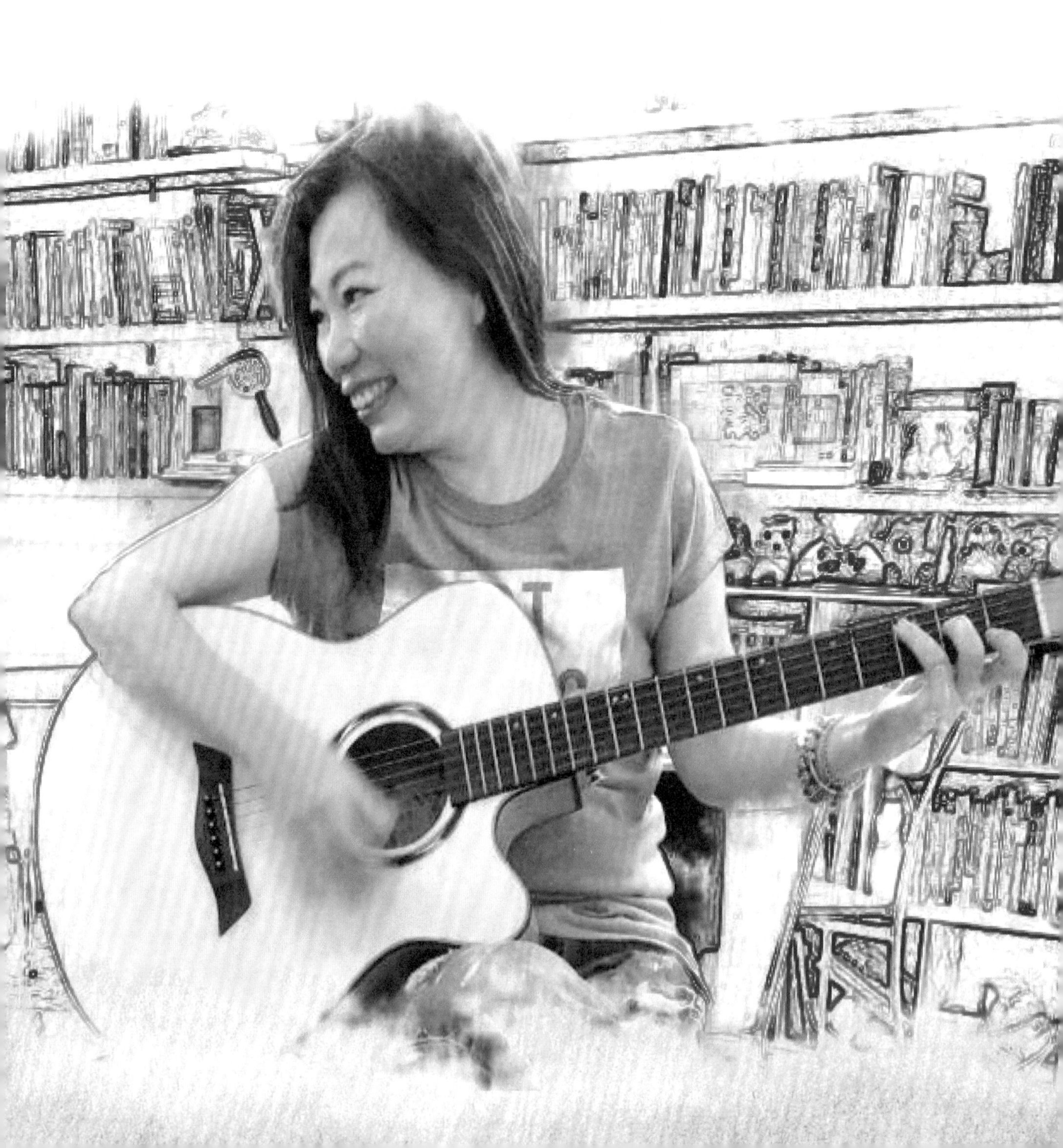

06

淬鍊重生的粉紅之鷹

——王育慧

癌症只是我的曾經，淬鍊重生後，自信舞動著更美的人生。

乳癌第三期
診斷時間：103年5月

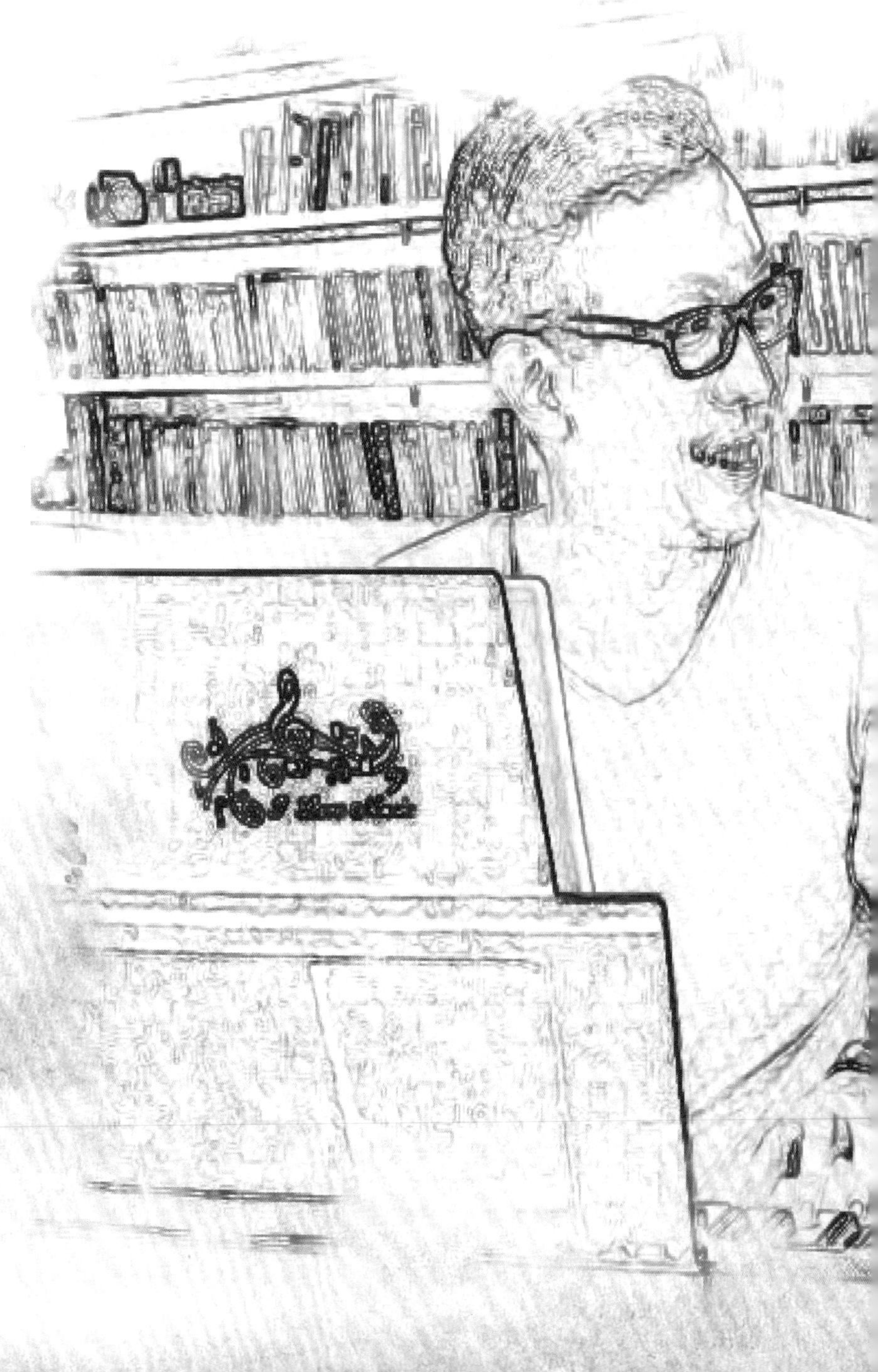

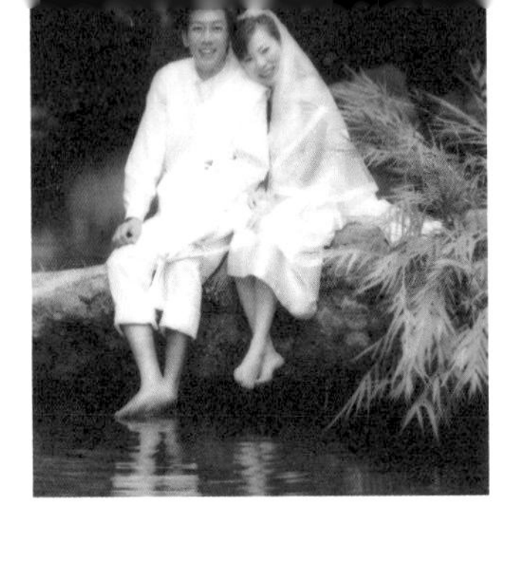

1、結婚了。
2、媽媽與姊妹。
3、高雄之旅。
4、愛上單速車。

被遺忘的回診單

「唉唷——」一個急煞，不小心從單車上摔下來，因為滿臉是血而趕緊送醫。

在急診室中縫了七針，看著鏡中臉上那條傷疤，感到萬分沮喪，只是沒想到接下來的發展，才令人措手不及。

幾週後，返回醫院拆線，醫生同時開立癌症篩檢單，好意要我順道做乳房X光攝影，不久醫院寄了一份檢查報告顯示異常通知，因為沒有任何不適，當下並沒有特別在意。一直到隔年，洗澡時摸到右乳內好像有一顆小石頭，才想起那張被遺忘的回診單。

於是，馬上進一步做超音波與切片檢查，隨即確診為乳癌。

從一場意外開始，再到留下傷疤、癌篩、切片、確診，老天爺小小的惡作劇，卻是我要面對的真切現實，我的眼前忽然一片黑暗，是誰把這個世界的燈關了？還將我踹到了地獄門口！

在醫師臉色凝重的宣判之前，總覺得癌症是連續劇或是電影的情節，現在竟然成為主角？此時的我一陣恍惚，醫師繼續說著：「這是惡性腫瘤，接下來要做乳房切除手術、化療、放射線治療、抗荷爾蒙藥物治療，五年存活率、十年存活率……」惶恐自己將不久於人世，心中不斷吶喊著：「我不想死，我想要活下去！」

乳房切除，重建失敗，從失落到蛻變

「這一定是噩夢！走開，站在背後披著大斗篷、拿鐮刀的死神請你走開！」

當我思緒混亂地走出診間，看到老公關切的眼神，一時之間哽咽了，怎麼都無法說出「罹患乳癌」這個事實，藉口上廁所急忙跑到洗手間嚎啕大哭。

很快地，我被安排入院治療，進行切除手術並同時重建乳房，但傷口癒合不佳重建失敗，只好接受摘除並進行清創。

術後產生嚴重的睡眠障礙、突如其來的無法呼吸，加上內心抗拒正視自己的身體，讓我常常恍神發呆，猶如失去靈魂般，拖著身子沉默地等待化療。

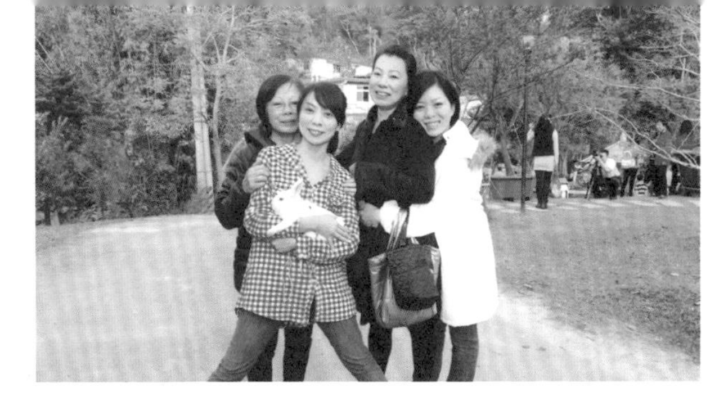

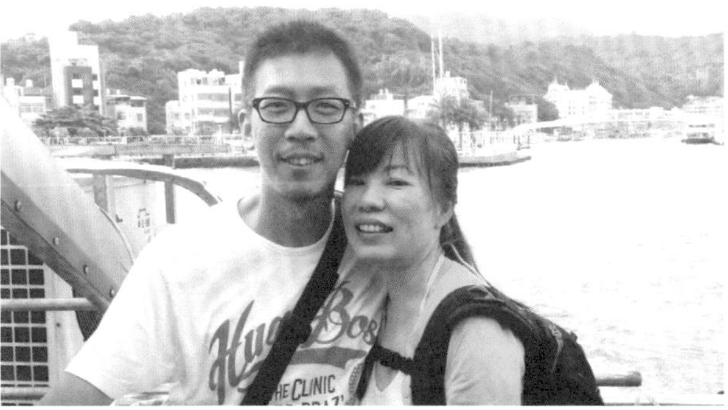

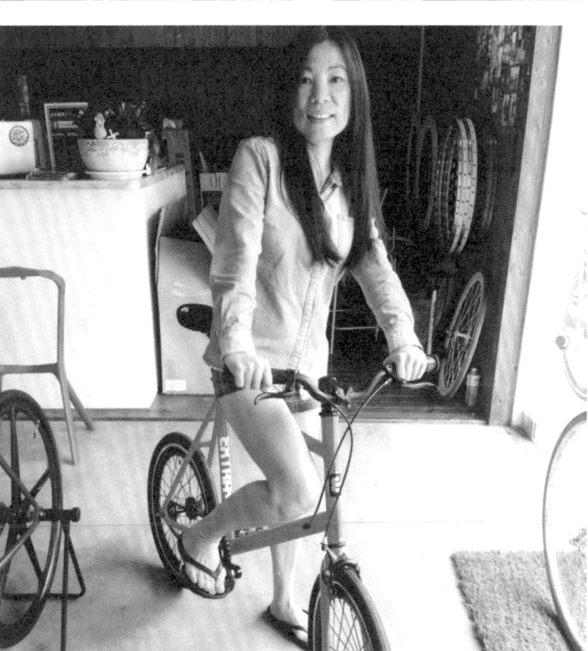

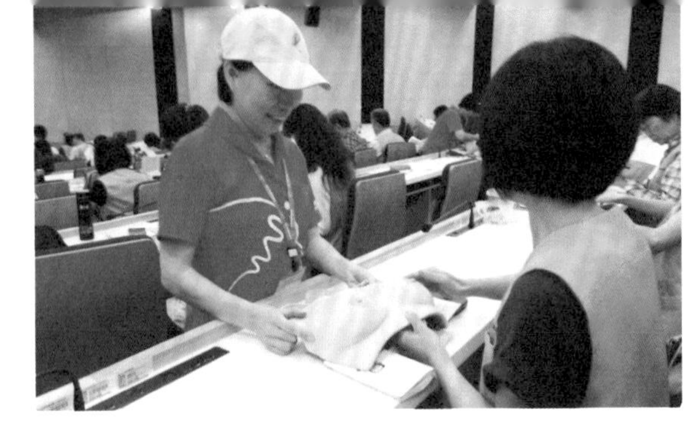
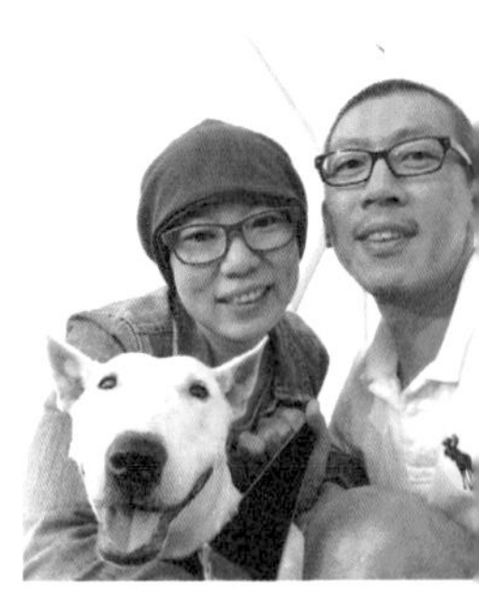

四十歲的鷹，重獲新生的喜悅

當老鷹活到四十歲時，牠的爪子會開始老化，啄變得又長又彎，羽毛長的又濃又厚，使得飛翔十分吃力，也無法有效抓住獵物。

此時的牠只有兩個選擇：一個是等死，另一個則是要經過一個十分痛苦的更新過程。牠必須很努力地飛到山頂，停留在懸崖，首先用牠的喙擊打岩石讓其脫落，一根一根拔去指甲，再一根一根拔去所有羽毛，五個月的孤獨更新後浴火重生，牠又能再度展翼飛翔。

此時社工邀請我參加乳癌病友會，以及為新病友所辦理的學苑課程，有堂課名為「四十歲的鷹」，分享一部老鷹蛻變重生的影片，觀影後深受震撼，想到現在的我，不也是經歷痛苦更新的過程嗎？

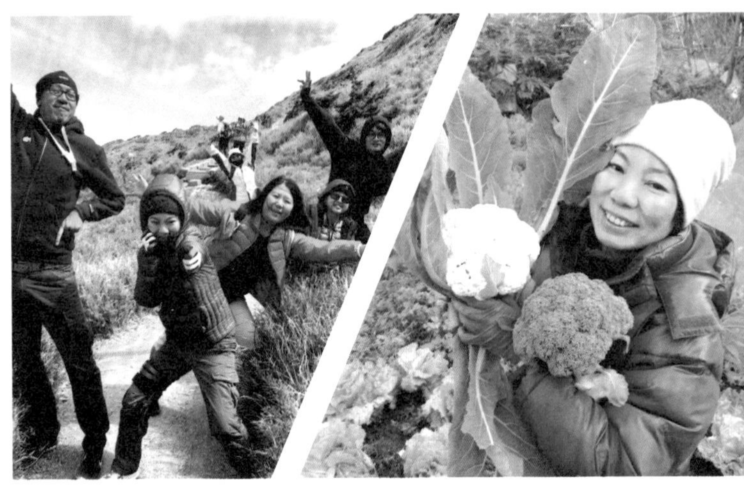
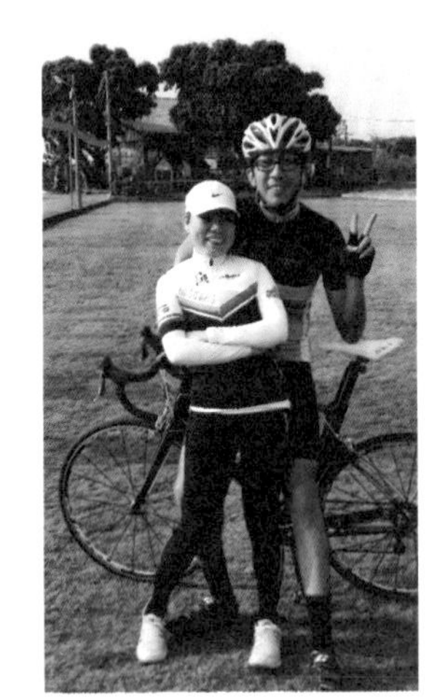
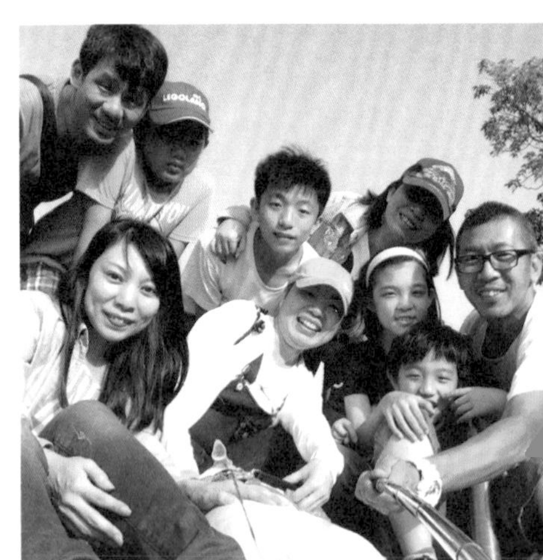

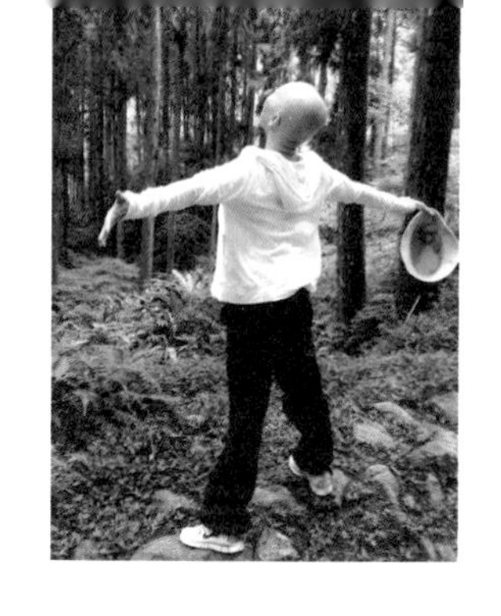

7 | 2 1
  | 4 3
  | 6 5

1、一家三口。
2、首次乳癌防治宣導。
3、學習當農夫，大豐收。
4、好友登山去。
5、我們在都會。
6、治療也要運動之騎車。
7、神啊！請賜與我力量。

因此，每當化療副作用摧殘得幾乎要失去意志力時，我就會再次觀看這部影片，想像自己化身為「粉紅之鷹」，正忍受蛻變的過程，等待重獲新生。

我和自己身體所有細胞對話：「親愛的小慧慧，對不起，妳們受苦了，謝謝！讓我們一起堅強度過，我愛妳！」

老天巧妙的安排在我生日前夕沐浴時，頭髮整把整把的掉落，索性剃光當成生日的新造型，同時宣示我要成為志工，跨出家門、走入團體，更加入了肚皮舞團、學樂器，也重拾孩提時的興趣，畫畫及園藝讓我沉浸在當下，專注愉悅的感覺分散了治療的不舒服。

第二次化療後，展開志工培訓課程及所有活動，一邊接受學姐的關懷，一邊傳遞溫暖與愛。也因為罹癌讓我得以檢視並反思過去種種，以前眼裡只有達標，不顧一切甚至沒有靈魂的埋頭往前衝。罹癌讓我放慢了人生的腳步，暫且離開壅塞如戰場的跑道，轉向路旁小徑，發現路邊的小花竟然如此芬芳、樹木氣味那麼清新、蟬鳴譜出生命的交響樂章。

雙乳切除，人生依然美麗而精彩

十六次的化療結束後，迫不及待的正式投入志工行列，每週值班新病友電話關懷，聆聽病友姐妹對於罹癌驚慌失措、治療過程痛苦不堪，以過來人的立場給予情緒支持與陪伴。

雖然在志工服務過程中，曾哭得比個案還要大聲，也曾深陷病友姐妹悲傷情緒無法自拔，卻獲得更多得感動與回饋，激勵著我一定要將這份愛傳遞下去。

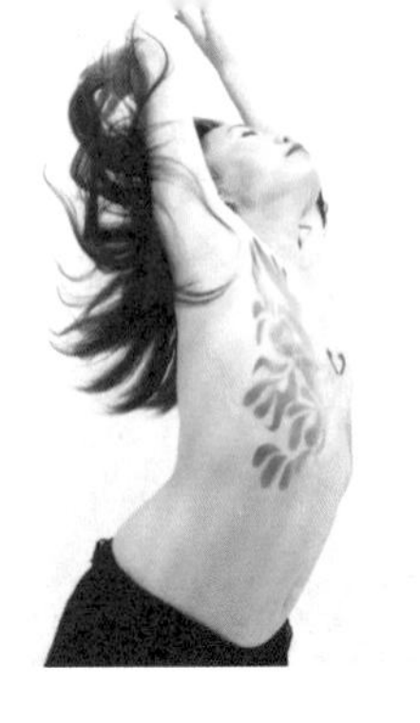

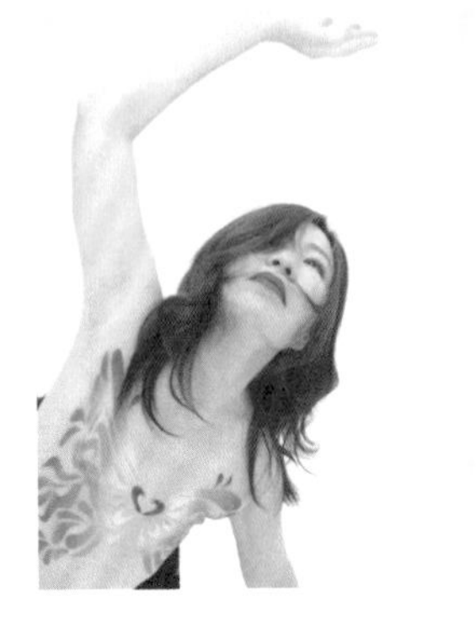

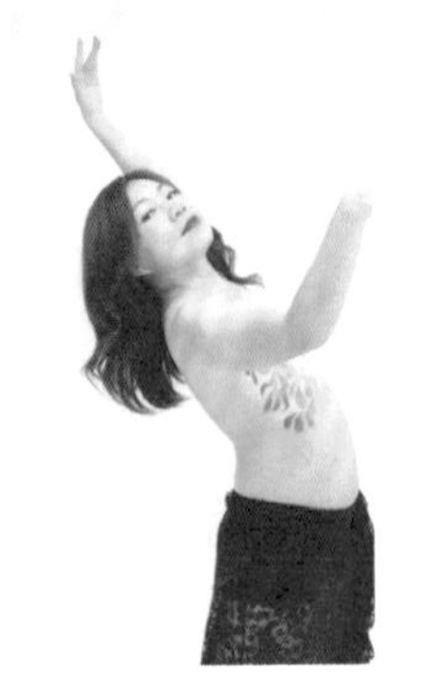

1、2、3、生命之舞。
4、公會宣導。
5、電話關懷志工服務值班。
6、惠明盲校．陪伴員。
7、跳舞最開心！
8、惠明盲校．攝影樂。

甚至頂著光溜溜的腦袋，以初生之犢不畏虎的精神，大膽接任開懷協會活動組長一職，參與兩岸四地康復論壇，籌劃舉辦全國乳癌志工培訓、工作坊，帶領TBCA粉紅十月全省乳癌病友健走勝興站，這樣單純快樂又充實的感受，是生病之前不曾擁有的。

儘管二〇一六年，另側乳房疑似原位癌需要局部切除，平靜與醫生討論並與老公深談，如果我雙側都沒有乳房，那麼我還是一個女人嗎？會不會因此失去婚姻？老公用無比堅定的語氣說：「所有的美好都在我的心裡。」使我重新定位了存在的自我價值。

曾經想為什麼會罹癌？除了過去那麼多惡習的積累，我想是老天爺特別的厚愛，讓我擁有重生的機會，並賦予我付出愛與擁抱神聖使命，以過來人的身分，帶給癌友們溫暖與希望。

二〇一七年五月二十日是被宣判為乳癌滿三年的日子，特別於這天與先生飛往美國亞利桑那州，大峽谷國家公園，就為了一睹翱翔在天際的鷹，當我看到老鷹從頭上掠過，內心激動不已，顧不得旁人側目，大哭著又跳又叫。

我就是那隻重生的鷹，向天空大聲宣示：「I am a survivor!」

我沒有心願清單，只希望在有限的生命裡，與先生攜手到老，當個快樂的志工，帶著正向積極的力量，讓罹癌的朋友看到希望。

罹癌人生一樣可以精彩而且美麗！

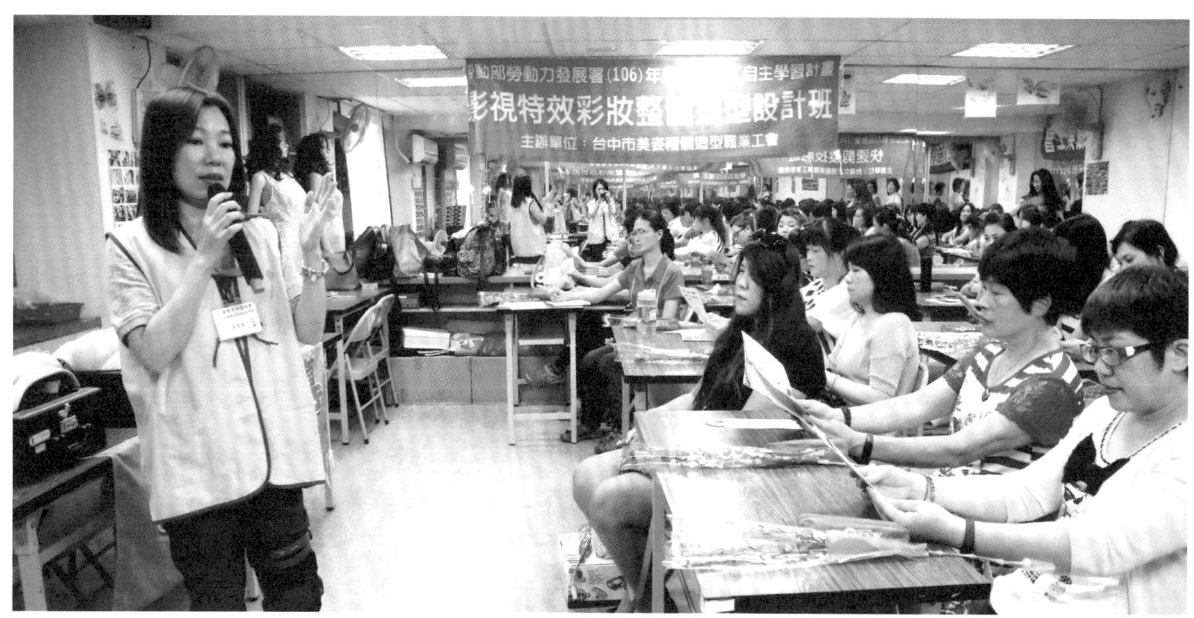
動部勞動力發展署(106)年
自主學習計畫
影視特效彩妝整
設計班
主辦單位：台中市美姿禮儀造型職業工會

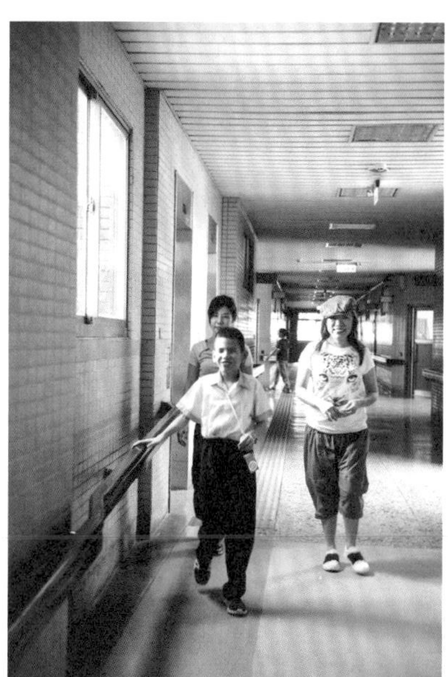

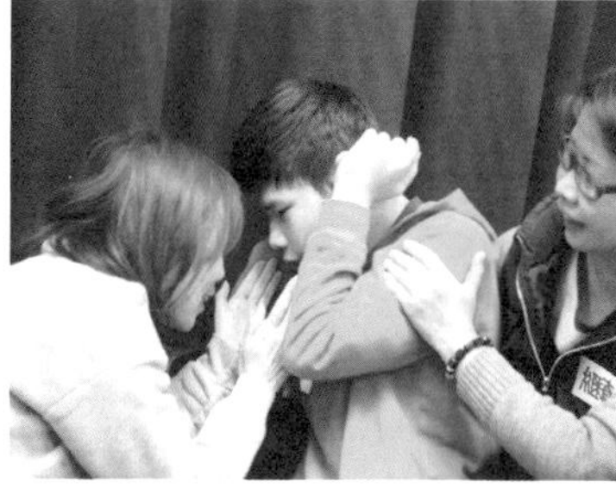

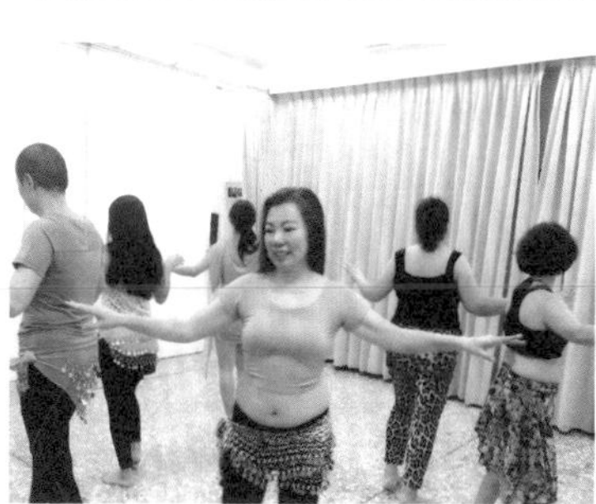

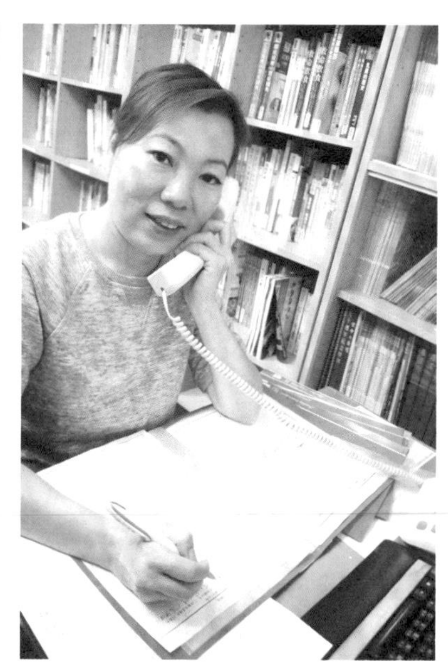

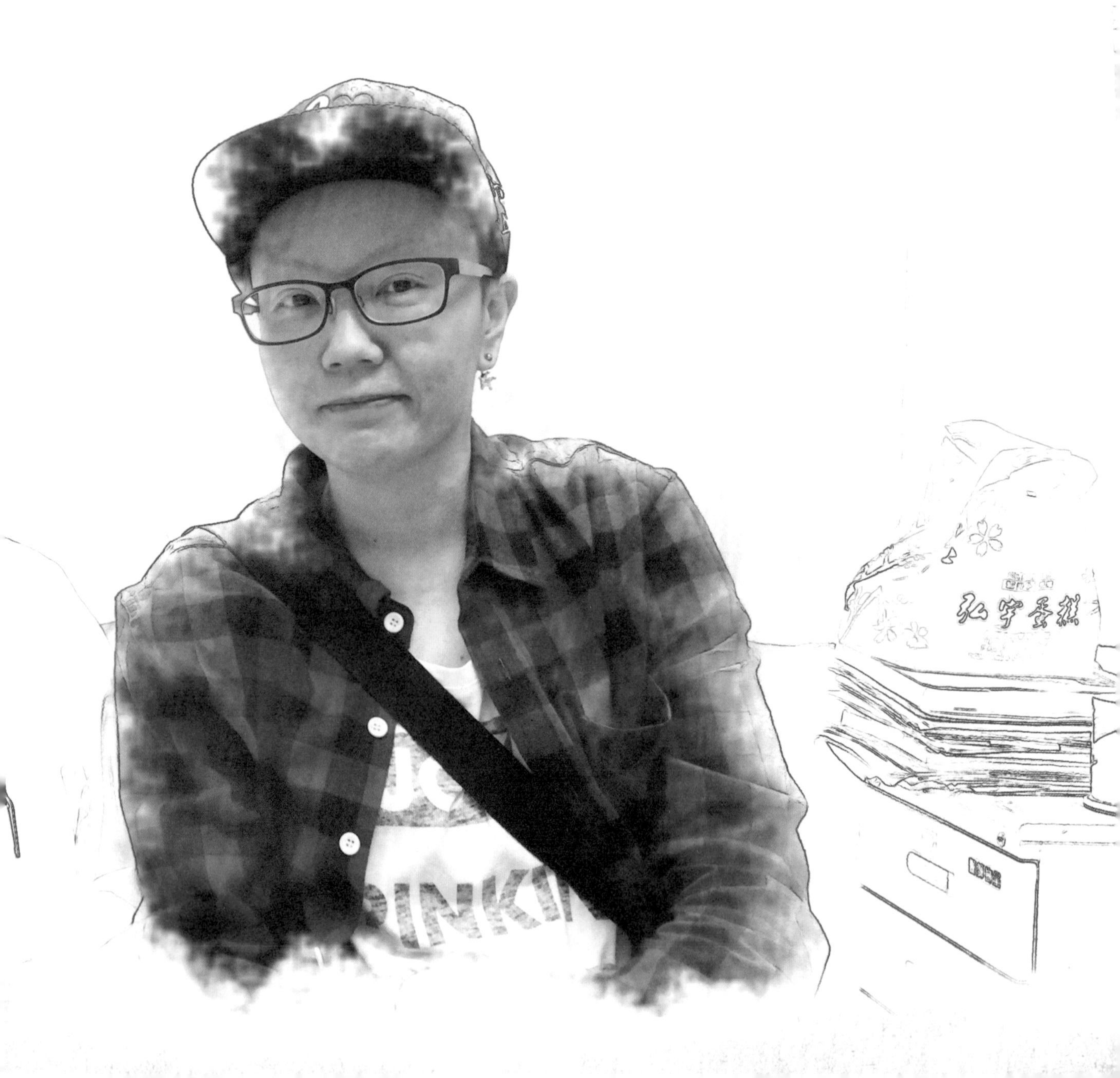
弘宇蛋糕

07

用詼諧畫筆彩繪暖陽

God is love, You are not alone.

——陳筠芝

卵巢癌第四期
診斷時間：104年1月

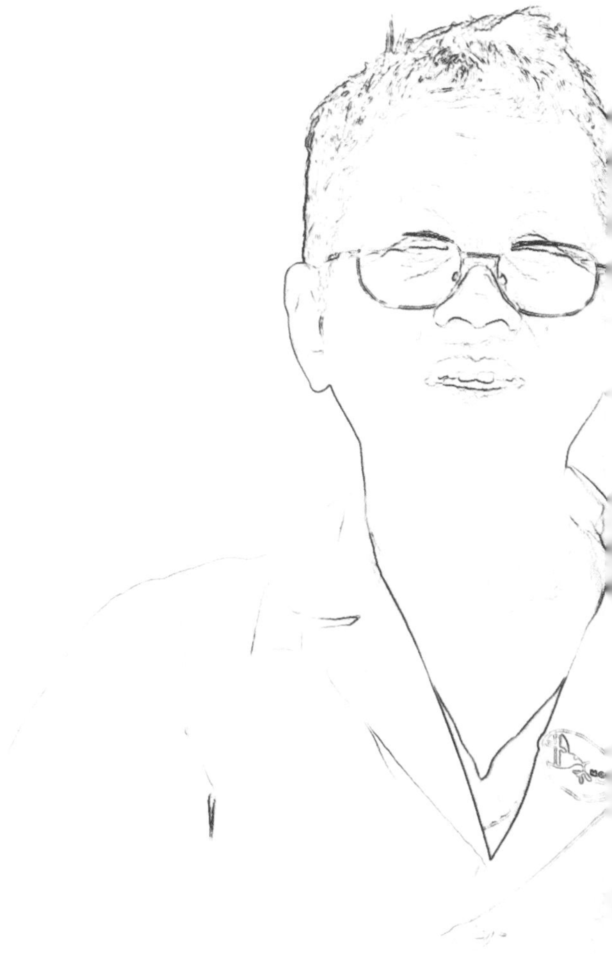

3 2 1
5 4
7 6

1、為了活下去的「營養大餐」。
2、腹部的手術線癒合不良，變成爛肉，醫生幫我剪掉腐肉，也不能麻醉痛的要命。
3、被化療藥物禁錮的痛苦。
4、無奈沒病房，開始七小時門診化療。
5、大手術後的努力步行。
6、治療中，親戚姑婆叔公們幫我一起禱告。
7、治療中，與朋友在民宿一起準備後續工作。

我只有一個念頭：我要活下去……

「二〇一四年底，走路發現會喘，腹部異常腫脹，於是在隔年初安排了人生第一次的全身健檢。

「陳小姐，妳的子宮卵巢完全被癌細胞包覆，還有腎上腺和脾臟等處都有擴散情形！」照了超音波立刻發現腹水，檢查結果確認是第四期卵巢癌。

「我竟然跟我的母親得了一樣的癌症？」頓時腦袋一片空白，只有止不住的淚水。

心想是不是工作壓力大，缺乏運動，加上飲食相當不正常，本來就有家族癌症遺傳基因的我，也許就此引發？

那年我才三十三歲，還有許多想做的事，擦乾眼淚後，只有一個念頭——我要活下去！

現在的我連悲傷的時間都沒有，和醫師討論後，馬上決定兩天後進行大手術。

手術當天，躺在病床上，姊姊隔著玻璃門看著我，只是一門之隔卻有與世隔絕的孤獨感。

正式手術從早上八點多一直到晚上快十點才完成，術後傷口的撕裂感，加上疼痛和副作用使我產生了幻覺，這時才深深知道，能夠正常吃飯、大小便的芝麻小事，就是多麼幸福的一件事！

父母親皆因癌症離世，我對癌症不陌生

「妳就努力衝吧！能吃就吃，我們來一起禱告吧！」親切的醫師對我說。

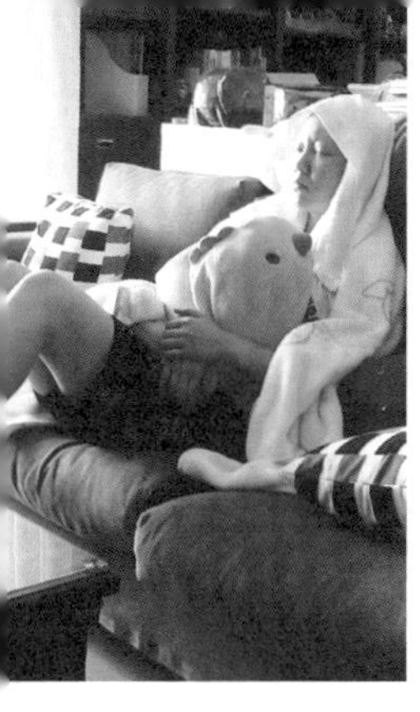

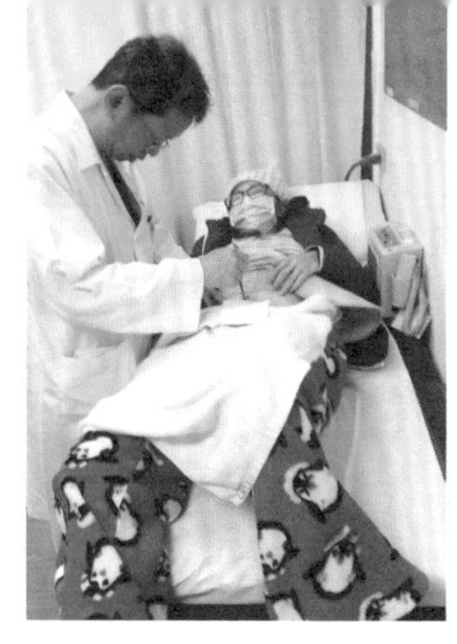

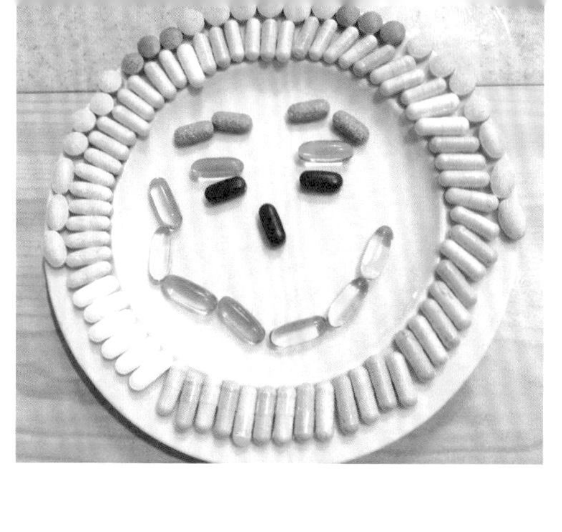

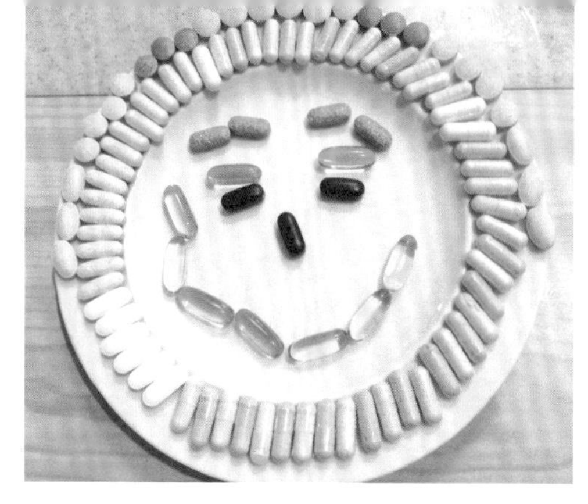

「只要能活下去，什麼我都願意做！」我默默告訴自己。

母親在我十二歲時罹患卵巢癌，兩年後離世，深知抗癌歷程的艱辛；父親則在我十七歲時罹患腹膜癌，術後不到一週，便因為敗血症而離開，至親的離開，讓我感到生命的脆弱，我學到了忘卻悲傷，卻沒有學會好好照顧自己。

由於父母很早就因病離世，因此養成我們三姊妹獨立的性格，在我罹癌的過程，正是我們合力經營花蓮民宿的起點，那時二姐除了要照顧我，還要處理民宿大小事。而她們從不在我面前滴過一滴眼淚，只是默默照顧我。

治療過程最痛苦的感受，在於思緒是清晰的，身體卻無比沈重，就像顆洩了氣的皮球怎麼樣也起不來，彷彿千斤頂壓在身上，動彈不得。

因為罹癌，醒悟到原來自己的生活習慣跟飲食有多糟糕，開始放過自己，學習放鬆過日子。我又再度回到那個開懷地大笑、四處走跳，讓每個人都感染開心的人。

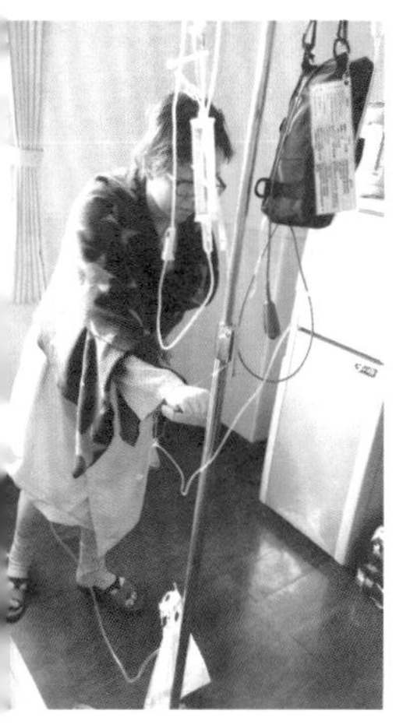

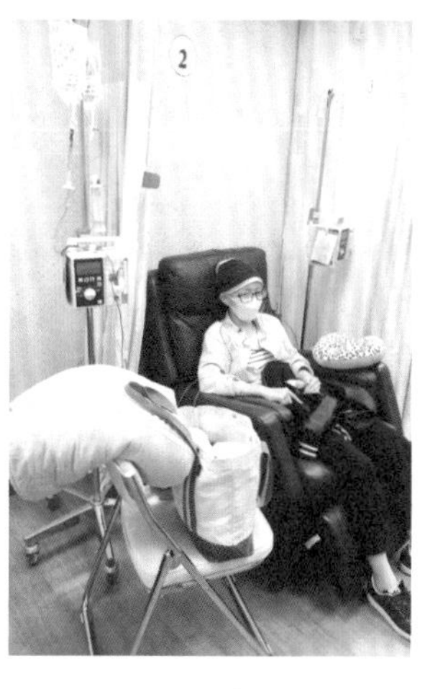

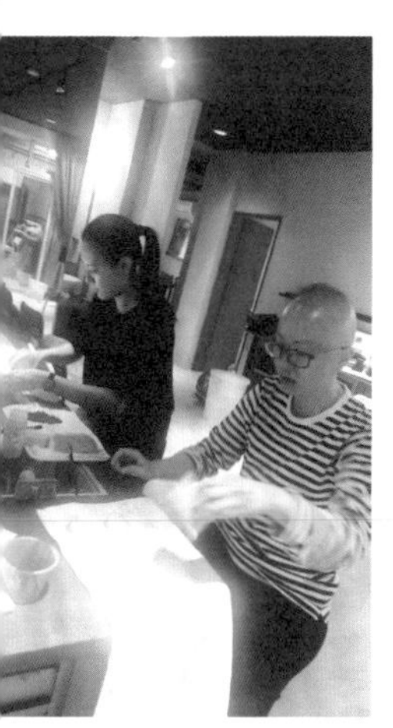

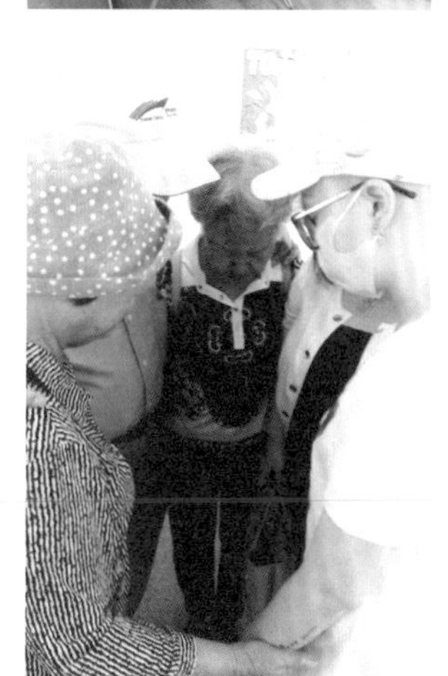

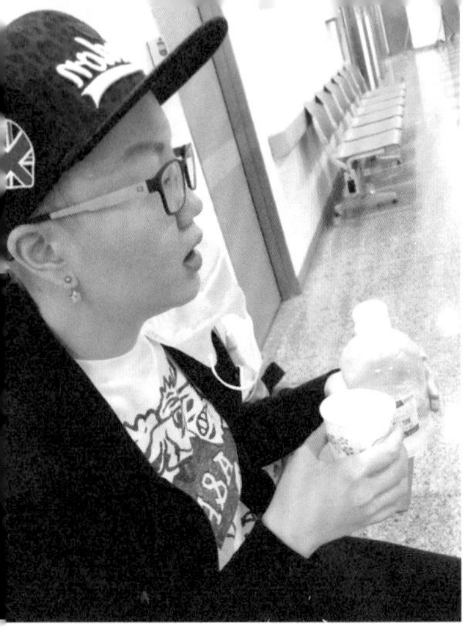

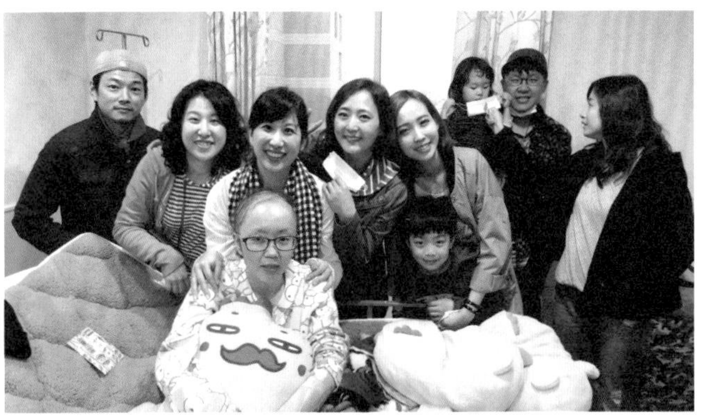

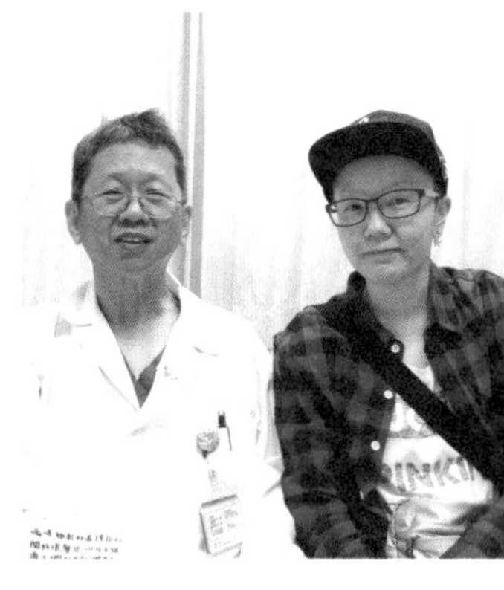

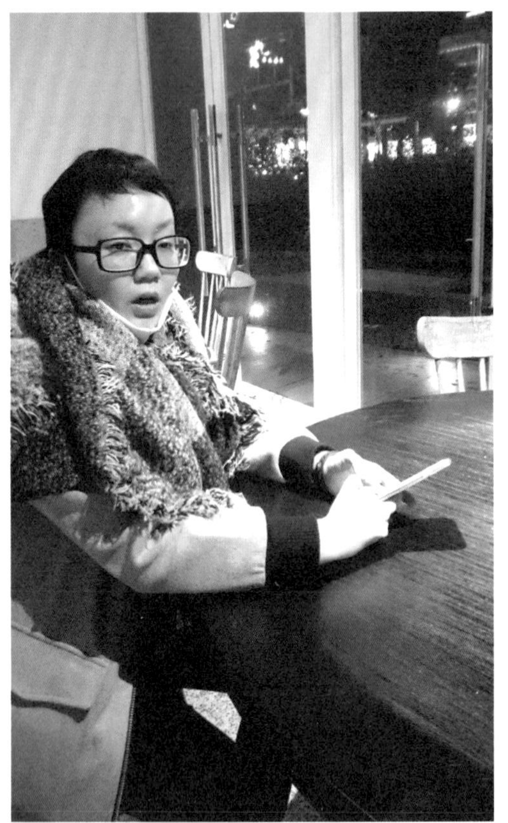

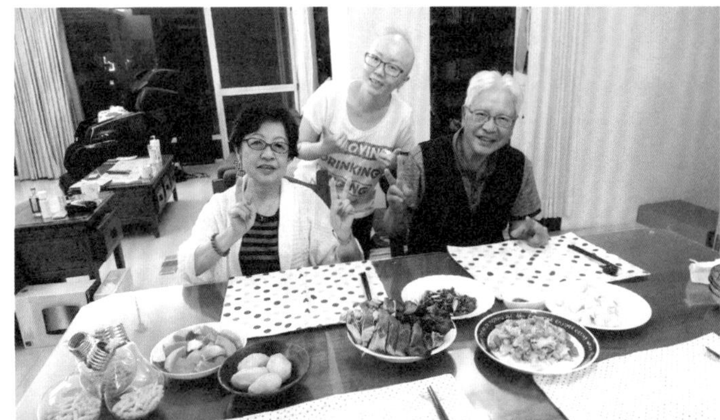

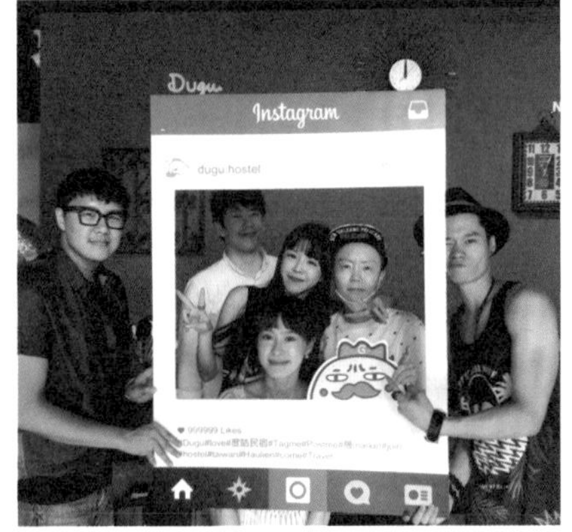
Instagram
dugu.hostel

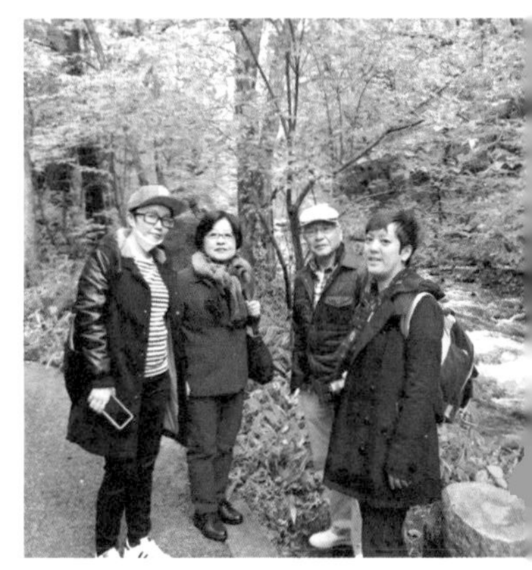

3 2 1
4
8 7 6 5

1、與御醫合照，我還附上感謝函謝謝他大力救我。
2、吐到要瘋的那天還好朋友們來了。
3、每幾個月的固定行程：超音波前的顯影水，極難喝。
4、日本的叔公嬸婆特別飛來探望我。
5、第一次化療完畢 去日本輕井澤與叔公出遊。
6、民宿開幕當天好友聚會。
7、2015 年在輕井澤深山中咖啡店享受悠閒時光。
8、生病前的作畫。

化身幽默「機大王」，轉化抗癌心情

癌症並非絕症，它沒有想像中的可怕，可怕的是心情，或是拒絕正規治療的偏方療法，拖延了黃金治療時間而抱憾人間。

在有限的生命倒數計時器下，怎麼樣把握當下，不要被壞情緒綁住，才是重要的事。

因為待在醫院專心抗癌，多了許多時間，便開始畫一些抗癌畫圖日記，進而成立「機大王」粉絲專頁，將自身經歷分享給癌友和照顧者，傳遞健康檢查的重要性，同時開發文創商品，連結不同的公益團體，捐贈義賣部分所得。

機大王是我的替身，藉由詼諧的方式，轉化治療過程和副作用衍生的痛苦，不只療癒了自己，也收到許多癌友們的共鳴，讓我驚覺到：「原來生病的自己，還能有幫助別人的地方！」

《生命中的美好缺憾》有句台詞：「想要彩虹，得先忍受雨水。」正如罹癌不代表人生的結束，而是另一個開始，未來的我不要「只是活著」，而是不留遺憾的「認真生活」。

我喜歡畫畫，也持續累積作品，希望有朝一日能夠到紐約籌辦畫展，把這份喜悅幸福的暖陽帶給更多人。

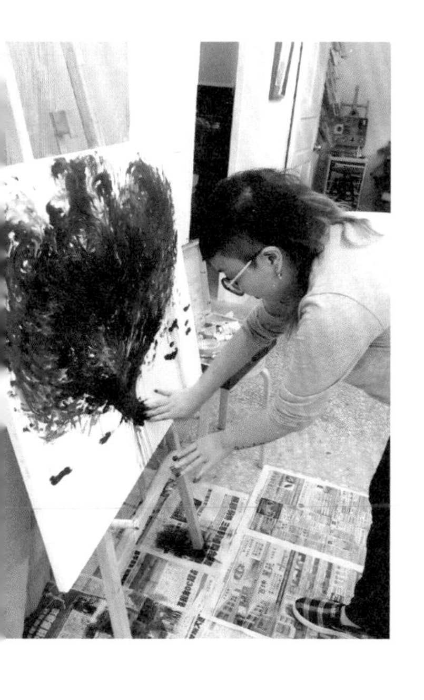

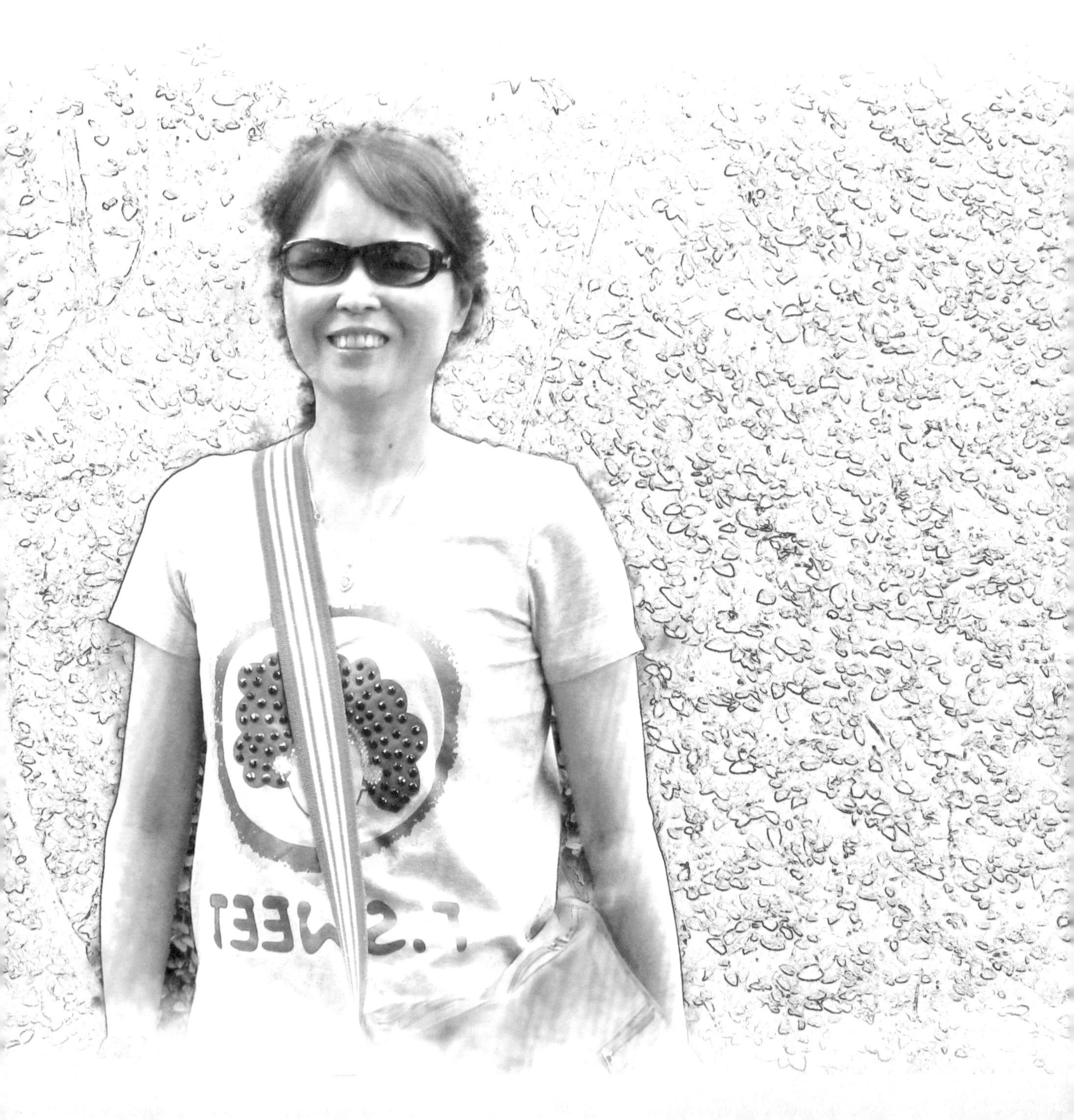

08

擁抱希望的生命使者——羅玉彩

我無法決定生命的長度，但可以決定生活的寬度。

淋巴癌、乳癌第三期
診斷時間：87年9月、103年11月

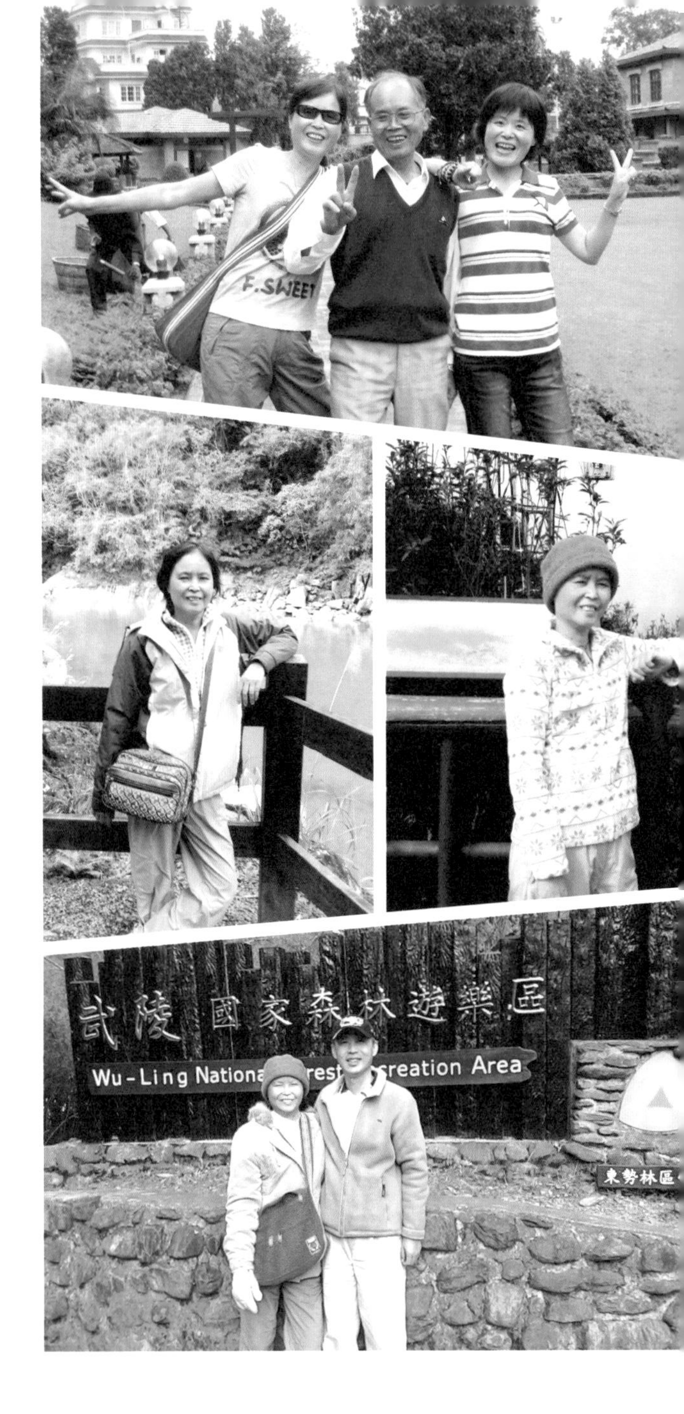

弟弟慷慨捐髓，遇險重生，成爲生命線志工

「不！怎麼會是我？」

當醫生宣判我得了淋巴癌時，不知所措也不能接受如此殘酷的事實，我還那麼年輕，有好多好多的計畫與夢想尚未實現，而且兒子十歲、女兒才四歲，怎能沒有母親的陪伴與照顧……

治療期間，身體上的不適與化療後的副作用，把我折磨得不成人形，而化療結果一次次不如預期，再堅強的意志力也會消磨殆盡，我曾自問：「要堅持下去嗎？還是選擇放棄？」

「我不會讓妳一人獨力奮戰病魔，我與孩子會一起陪妳度過這個難關。」先生為此留職停薪一年，專心地照顧我與稚子。不忍見到先

1
3 2
4

1、2009 年與父親、妹妹同遊尼泊爾留影。
2、第一次化療，先生陪我到烏來內洞風景區散心。
3、第三次化療期間，到桃園東眼山健行，讓身體放鬆。
4、2016 年化療結束，與先生同遊武陵農場渡假留影。

生殷切企盼家中女主人早日康復的眼神，以及父母在背後掩面哭泣，我不捨也不願意離開他們，我告訴自己不能放棄。

「不！我不能被病魔打倒！」這第二個「不」，將我從混亂失序的情緒中拉出來，勇敢面對人生最艱困的一戰。

由於需要進行骨髓移植，弟弟不顧手術風險毅然決定捐贈，更商量等我好了，要一塊到紐西蘭旅行，讓我感受到家人滿滿的愛與祝福，也因而對於生命有了不同領悟，興起為社會做些什麼事的想法。

偶然間看到桃園生命線自殺防治專線招募志工，加入培訓行列，能夠從受助者到成為助人的生命使者，使我深懷感激。

服務期間，深感對於助人輔導專業技巧不足，有了重拾書本的想法，於是重回校園，修習有關心理輔導的基礎課程，三年後，如願考上心理系研究所，更能以正面態度面對死亡的恐懼，讓自己活得更加自在與輕鬆。

二次罹癌，隨時崩塌的人生拼圖

畢業後，在教育單位找到自己覺得有意義與興趣的工作，處理身心障礙學生的相關事宜。

此時的生活看似順遂與平坦，卻沒有覺察到另一個戰役已經悄悄的開始，有一日，摸到乳房上面有硬塊，驚慌失措地到醫院求診，診斷結果竟是乳癌三期。

乍聽這個噩耗，過往施打化療的不舒服與痛苦經歷，再次湧上心頭，自以為心理素質建設良好的我瞬間被擊垮，人生拼圖宛如會隨時崩塌。

2 1
3

1、2017 年三月慶祝妹妹結婚二十周年，全家聚會合影。
2、2017 年妹妹陪我到桃園虎頭山運動合影。
3、2017 年 6 月，全家陪我到北疆旅遊，希望能減輕乳癌轉移後再次施打化療的焦慮與不安。

「從小您幫我遮風避雨，現在我長大了，換我來幫您撐傘，照顧您！等您康復了，我們再一起出國、逛街，好不好？」女兒看到我意志消沉，悄悄寫了一張卡片安慰我。

看到孩子的貼心，感到好溫暖，心想第一次罹癌時，我曾默默許願，希望陪女兒國小畢業，轉眼間，她已經是懂事的大學生了。

一個轉念，內心豁然開朗，讓我重燃起追求生命的勇氣，立刻接受醫生的建議乳房全切，之後再施行化學與放射治療。

由於之前曾經接受化療與骨髓移植手術，身體的器官機能也連帶受到損傷，主治醫生擔心再次重度化療，心臟可能無法承擔，果然施打第六次後，副作用愈來愈嚴重，晚上無法平躺睡覺、爬樓梯變得好喘，導致藥物性引發的心臟衰竭。

「心臟功能只剩19，可能需要氣切！」所幸，心臟終於在搶救中慢慢恢復正常，暫時躲過生命的風暴。

穿越骨轉移之幽谷，我將繼續擁抱希望之光

復健初期，之前十分鐘可以走完的路程，現在一小時都無法走完全程，內心深感挫折。

偶然間得知希望馬拉松的發起人、長跑英雄——泰瑞．福克斯（Terry Fox）的故事，他曾說過：「行動勝於言語（Action speaks louder than words.）」，這位勇敢鬥士，大一時發現罹患骨癌而右腿截肢，失去右腳卻沒有放棄他的人生，同時計畫跑遍加拿大全境，用意志力發起「希望馬拉松」，為癌症患者募款。

泰瑞．福克斯的故事激勵著我，先生也陪我走路，告訴我：「不要急，慢慢來！」一年後，心臟功能恢復到正常人的標準，也可以爬

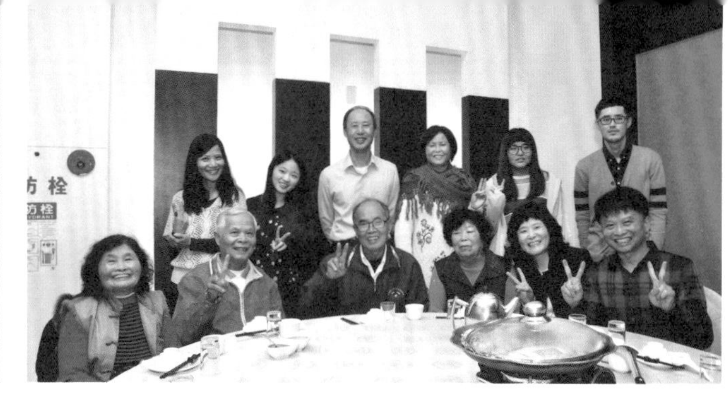

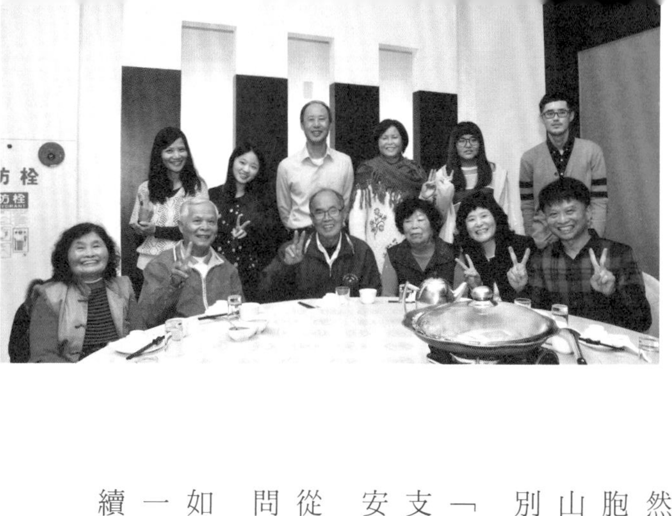

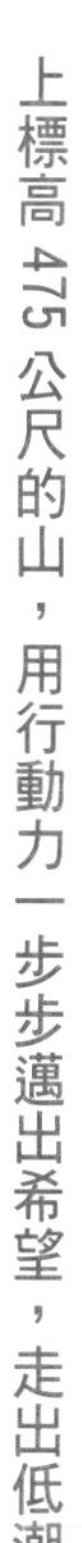

上標高 475 公尺的山，用行動力一步步邁出希望，走出低潮。

然而，苦難並沒有結束，今年年初一次例行性回診檢查，發現癌細胞已經轉移至骨頭，頓時腦中一片空白，回家路上，強忍的淚水像山洪般宣洩開來，不知道該如何安慰自己，大哭一場後，告訴自己別無選擇，沒有退路只能繼續往前走。

「老媽，您安心養病，其它雜事別再操心。我和爸爸的薪資，足夠支付這筆醫藥費，您就不要擔心了！」陪我看診的兒子說出讓人心安的話，內心百感交集，原來幸福一直都在身邊。

從第一次罹癌到現在，二十年漫長的抗癌之路並不輕鬆，我不禁自問：「還有多少的時間，還能為自己和別人做些什麼？」

如今的我，更加珍惜每次與家人的相聚時刻，因為有他們，讓我每一次感到氣餒與絕望時，都能夠再次提起向前走的力量，我也將持續跟隨希望跑者的帶領，活出精采無悔的人生。

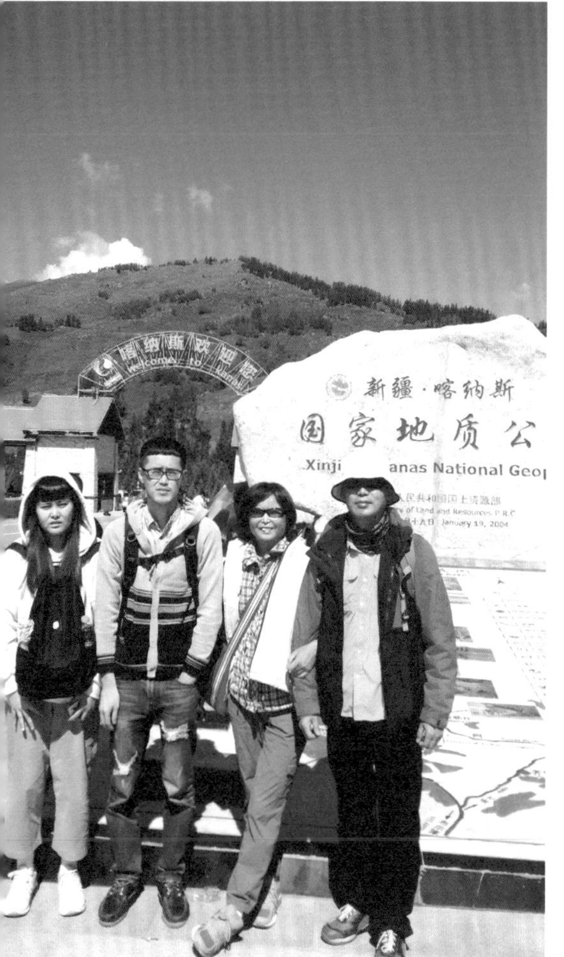

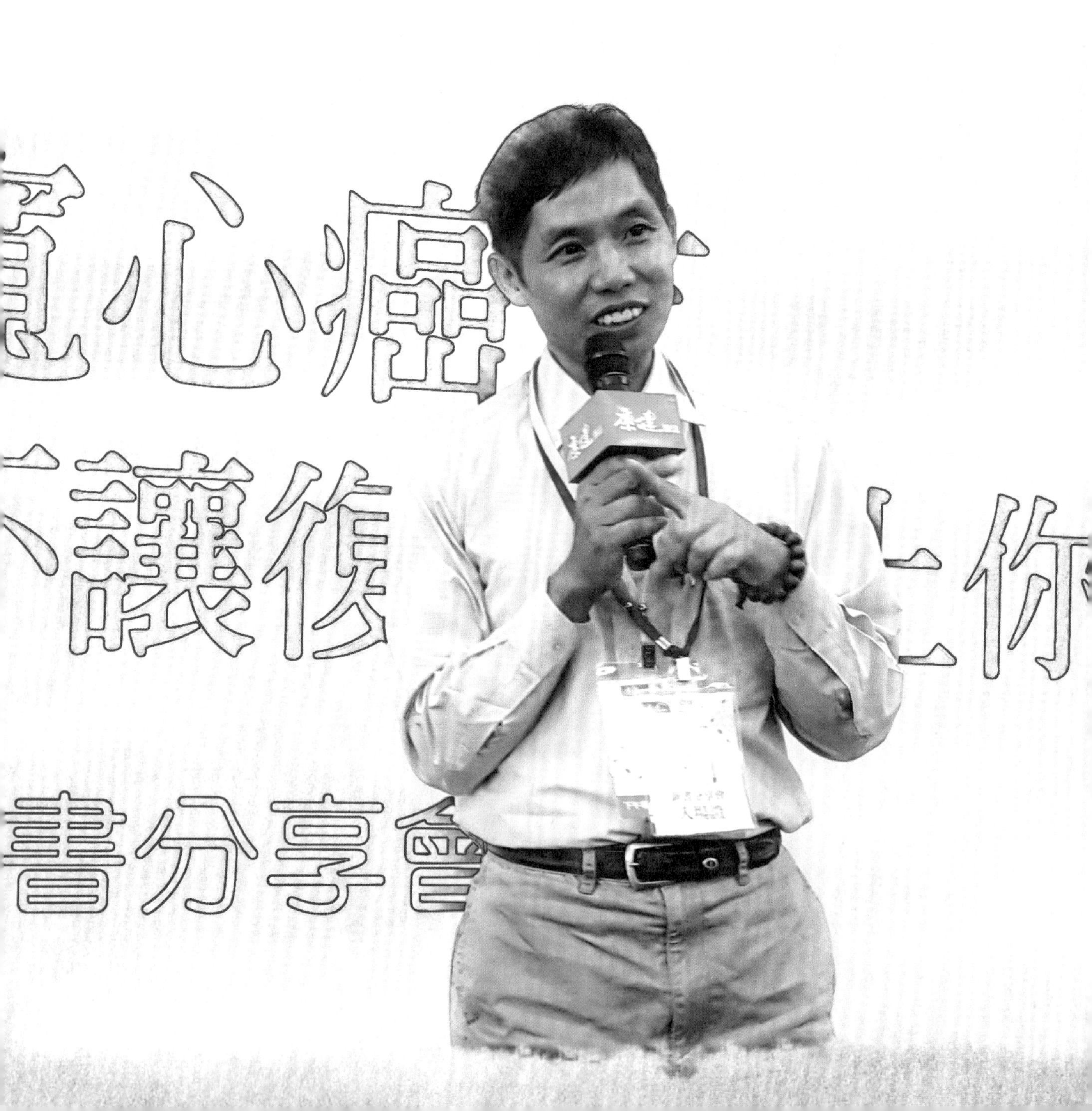
心癌
書分享會
康健

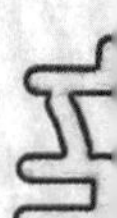
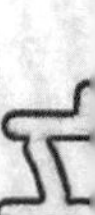
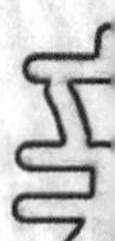
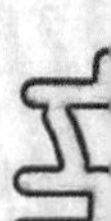
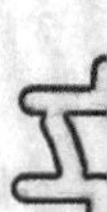

09

踏上夢想之路的人生騎士

——蔡德水

不要讓心也跟著生病，走出來，人生有無限可能！

膀胱癌第三期
診斷時間：96年1月

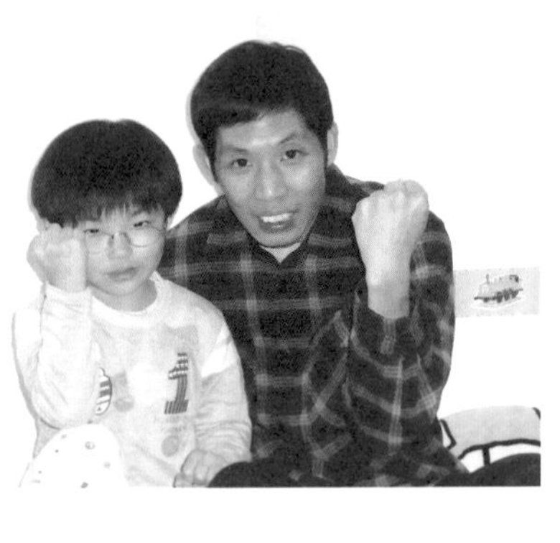

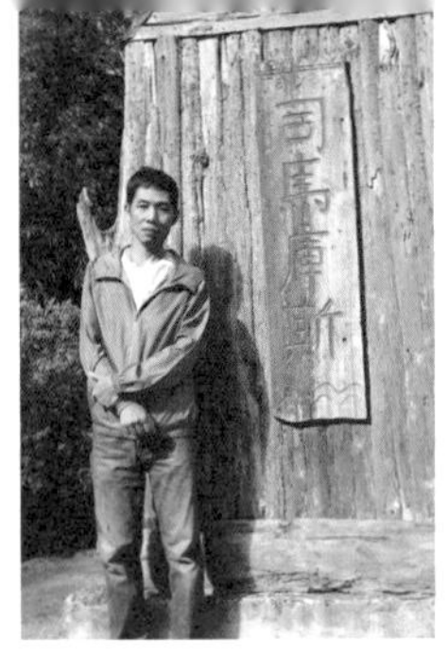

3 2 | 3 2

1、登鎮西堡和司馬庫斯山。
2、治療時女兒幫爸爸加油。
3、治療時與家人到郊外踏青。
4、女兒幼稚園畢業拍全家照。

罹癌阻斷了正要起步的事業

從事機械加工的我，曾經一個月最高加班紀錄達九十九個小時，每天拚了命的工作，無非是想讓家人過好一點的日子。

後來跟朋友合夥開了工廠，更是早出晚歸，假日幾乎都留守在工廠，一點也不以為苦，卻不知不覺埋下健康未爆彈。

慢慢地，發現自己有夜起和頻尿這種「中老年」男子毛病，起初並不以為是什麼大問題，但是不到十分鐘就要跑廁所，而且每次都只有一點點，永遠有尿不乾淨的感覺。

前往附近小診所看診，醫師初步判斷是膀胱或尿道發炎，用藥後仍不見療效，回診進行超音波診斷竟發現膀胱有三處陰影，便建議轉診大醫院，經確診為膀胱癌第三期，因為腫瘤佔據膀胱過多容積，才造成頻尿及血尿等問題。

「天啊！我是造了什麼孽？女兒二歲多，結婚三年，近期接下廠長職務不久，父親才剛截肢出院，全家都筋疲力盡之際，眼看生活好不容易要恢復正常，我卻罹癌，難道我就這樣倒下嗎？」我在心中吶喊著。

跨越生死關卡，人生峰迴路轉

醫師用膀胱鏡將腫瘤刮除，再進行化療，一想到接續的副作用，本想乾脆放棄治療，輾轉數日不成眠。

最後，在妻子、親友鼓勵和信仰支持下，決定勇敢面對癌症，進行三個療程共九次化療。

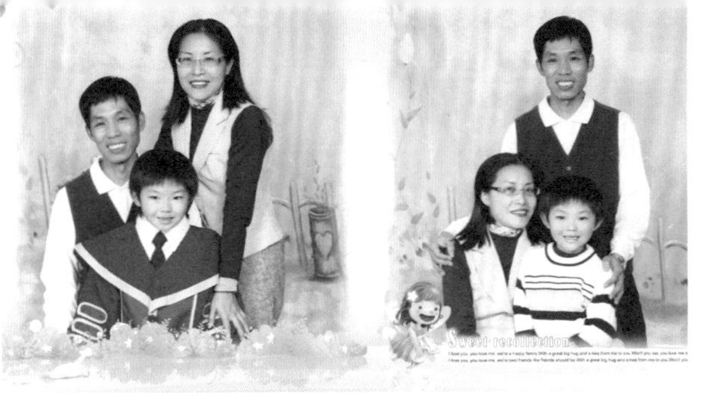

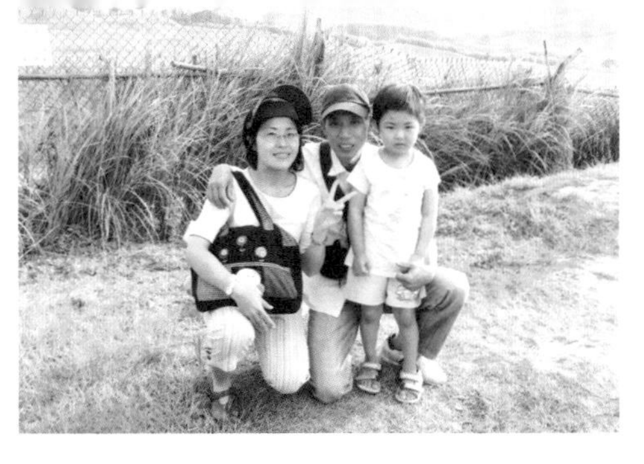

體力衰弱、頭髮也掉光的我，為了不讓家人擔心我的病，白天故作堅強，但夜深人靜之際，就躲在被子裡自憐自艾，沒有把握自己還有多少時間，只好藉由抄寫心經分散內心的痛苦，連遺囑也都預先寫好。

「癌細胞已深入膀胱肌肉層，為求保險，建議將膀胱做全切除手術！」好不容易熬過難受的化療期，原以為跨過生死關卡，身心得以暫時安頓，但回診時醫師竟再次迎頭劈下驚雷。

腦中隨即轟隆巨響，當下六神無主，更難以接受膀胱切除後，未來需揹上尿袋，無法再像正常人一樣排尿。

之後歷經多方醫療院所諮詢，同時與多位醫師共商，決定暫時不切除膀胱。

醫師只能勉強地回應：「命是你的，我只能給建議，最後還是得由你自己做出抉擇。」由於自己是高危險群復發者，往後需定期回診與追蹤，這段峰迴路轉的人生路，可以說走得搖搖欲墜。

歡喜轉念，成為慈濟志工

治療期間，時常感到無助與愧疚，幸好在親友的支持下，慢慢走出低潮，使我深刻體會到「抗癌需要有人陪伴」，那麼，我是否也能夠帶給其他人力量呢？

有一天，媽媽整理家中一些資源回收物，和前來搬運的慈濟志工閒聊之下，他邀請我可以一起做環保，進而參加見習及培訓成為慈濟志工。

術後，除了正規醫療之外，更配合中醫調理身體，讓身體趨於穩定，進而加入台北市立聯合醫院癌資中心的志工行列，除了提醒癌友們

2 1
4 3
6 5
8 7
10 9

1、參與台大的癌友課程。
2、在慈濟醫院擔任志工。
3、與病友環島時西螺大橋合影。
4、與病友至戶外踏青。
5、與陽光基金會的口友爬觀音山。
6、聯醫林中昆院區志工慶生會。
7、與聯醫團隊至病人家中做居家關懷。
8、至病房關懷病友。
9、10、參與寬心協會台東中醫義診。

不要誤信坊間及網路的偏方，損失金錢更延遲治療最佳時機，也請他們「寬心」，走出恐懼。

「施比受更有福」，因著這份同病相憐的心靈鼓舞與扶持，使我深感這是一件富有意義的事情，體悟到幫助別人也是在幫助自己，在付出中得到快樂，也找到生命的價值，日子也過得更為踏實。

寬心騎士，因夢想踏出新旅程

「不要放棄，繼續前進——」

一〇六年二月底，許中華院長帶領我們幾位癌友組成「寬心騎士」，進行單車鐵馬環島的行程，同時沿途探視各地癌友。

第一天就遇上滂沱大雨，曾一度想放棄，在大家相互鼓勵和扶持下，騎完預定里程，隔日再一路往南騎，不知不覺中行程已經過半。有時滂沱大雨、有時陽光熾烈，我們仍踩著踏板往前，就如同面對生死與共的癌細胞一樣，體會到以無限樂觀與活力必能戰勝惡疾。

騎車途中，有不少崎嶇不平的路，更常常遇到上坡與下坡，這不正是人生嗎？上坡路段，舉步維艱，如同接受治療的艱苦過程；下坡路段，倒吃甘蔗，如同對自己罹癌的釋懷及重生，此刻的我突然理解到一路的遭遇，踏著熱血的意念，感到一陣舒暢。

一開始，很多人都認為這趟環島不可能成行，但在院長的用心及團隊彼此的加油打氣之下，完成了全程九天一千〇四公里的路途，證實「人因夢想而偉大」。

「罹癌」是老天爺給我的禮物、是我人生一個重要的分水嶺，不是生命的結束，而是另一段精彩人生的開始。

以前的自己只懂得工作打拼，即使賺了錢也不快樂，生病之後開始懂得回饋、無所求的付出，加入志工服務行列後，在心靈上感到前所未有的富足和快樂，更增添生命的精彩度，也讓我重新拿起畫筆揮灑出亮麗的人生。

「有願就有力」，記起那段單車環島歷程，當我騎過公認難度最高的南迴壽卡鐵馬驛站，將原本不可能一一化為可能，完成艱難的夢想，逐夢的力量使我禁不住濕了眼眶，未來希望能持續這份願力，傳遞「身動」、「心靜」、「靈安」的正能量，帶領癌友們一起勇敢踏出人生新旅程。

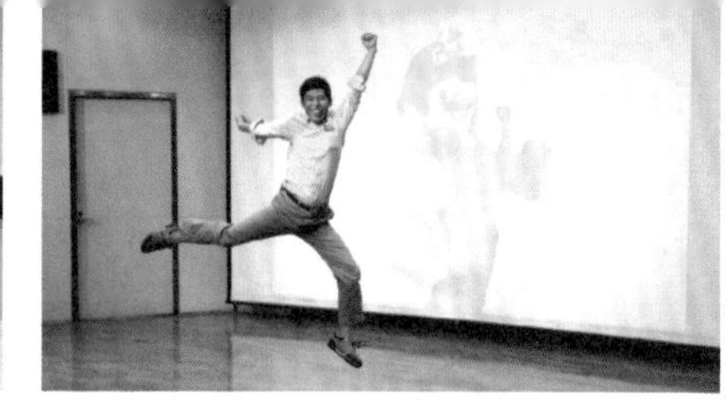

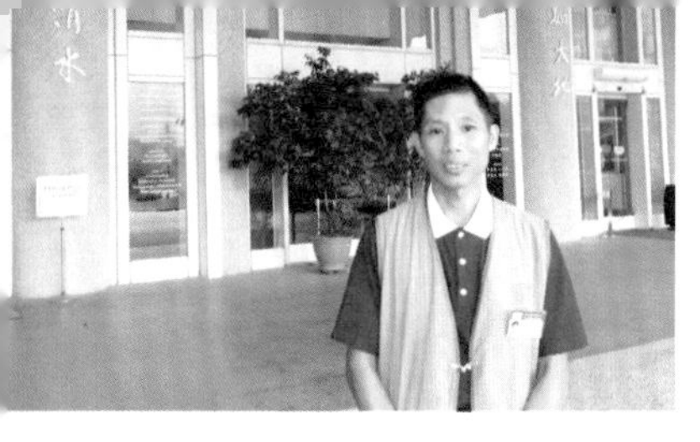

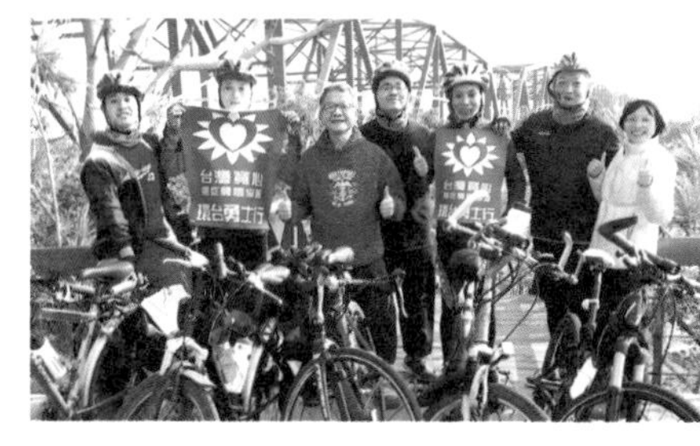

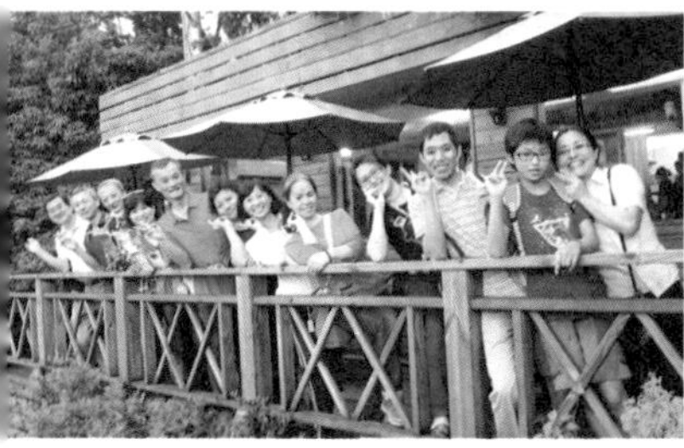

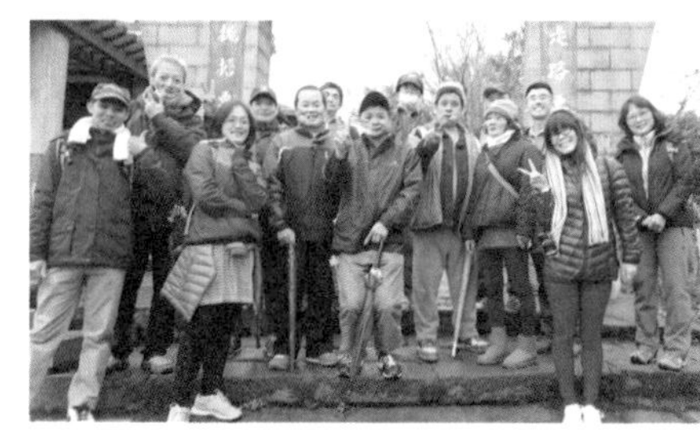

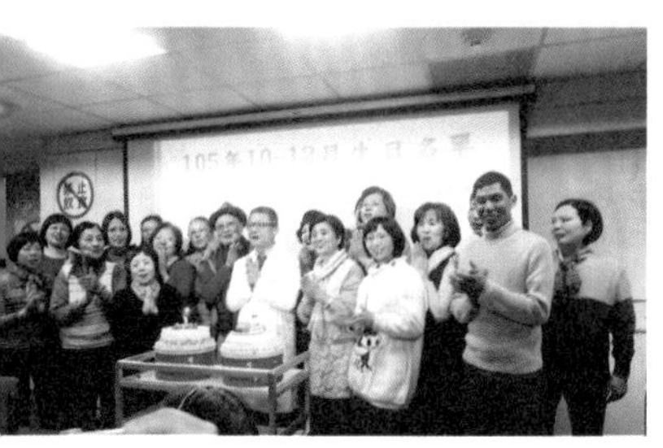

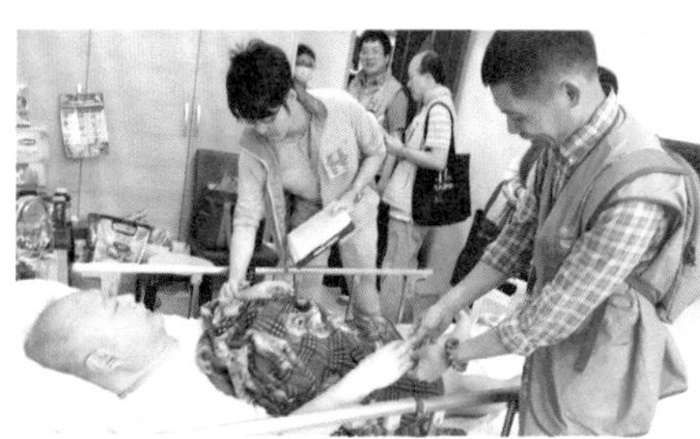

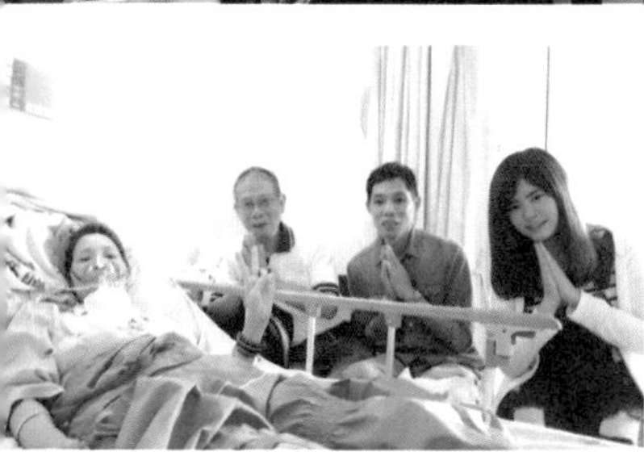

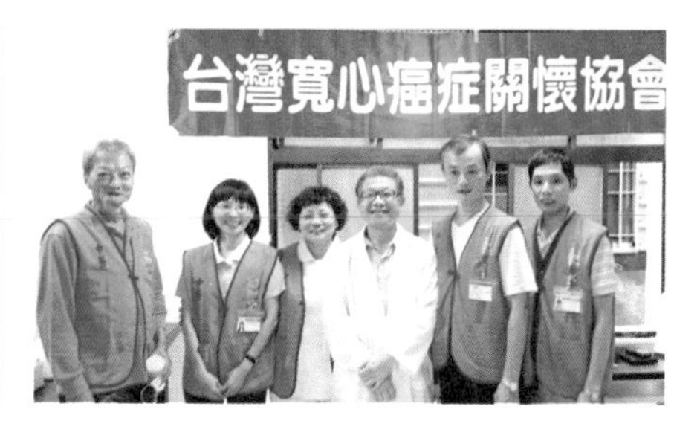

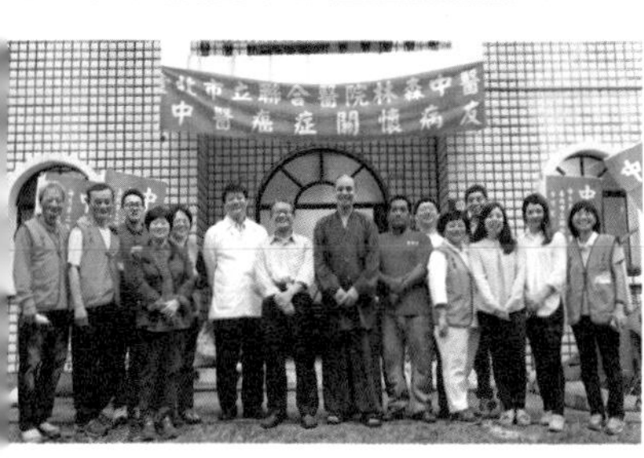

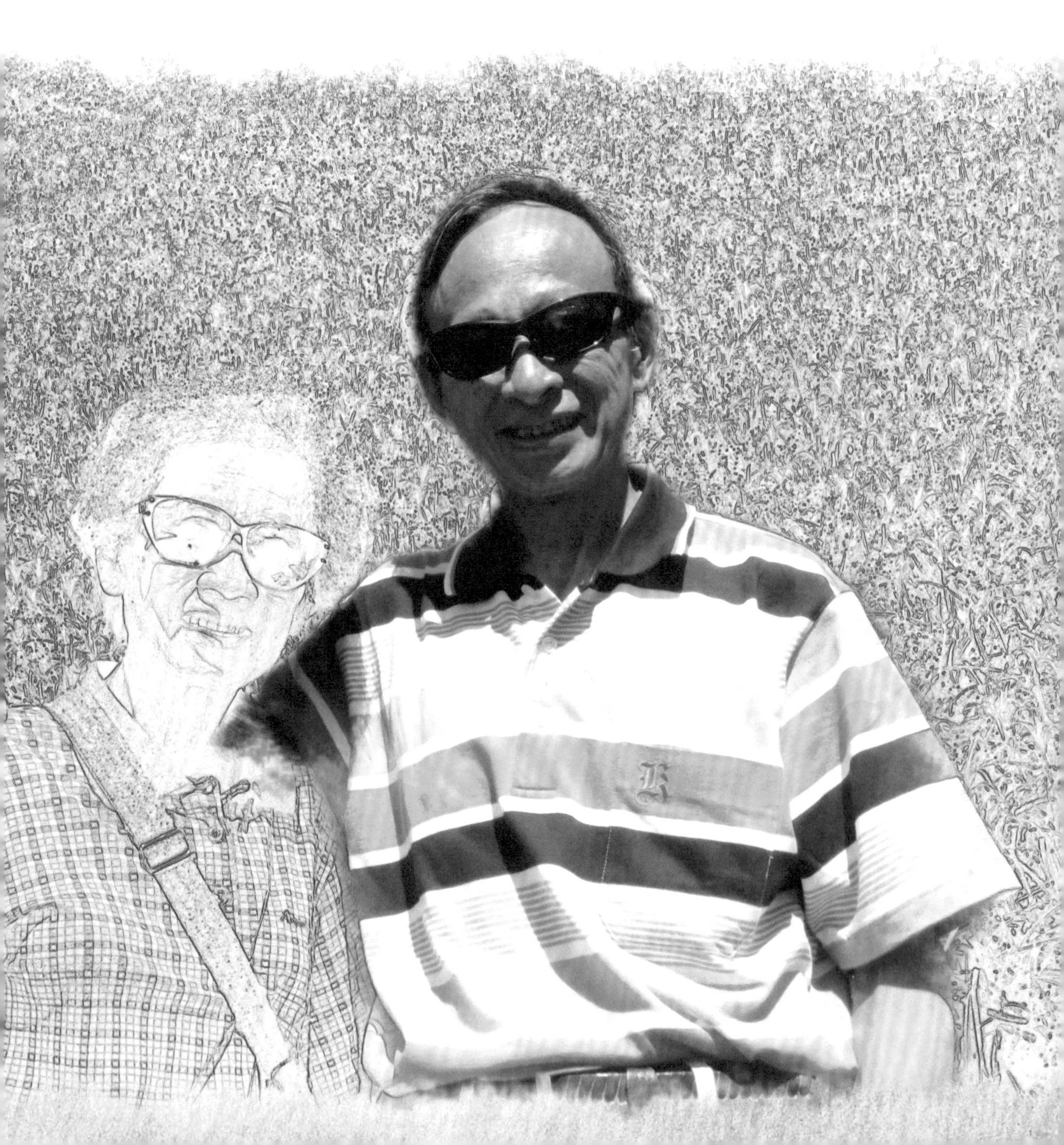

10

快意人生，用愛寫下傳說——蔡志騰

把握每次打卡的權利。It`s yours, all yours!

食道癌第三期，肝癌第四期／轉移局部肺葉
診斷時間：100年2月

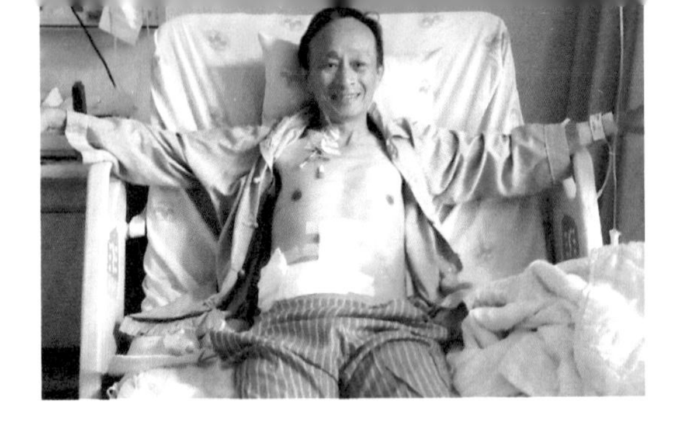

4 3 2 | 1

1、哇哈哈少了 13 公斤減肥成功。
2、猜猜總共幾個洞：18 而已。
3、第三天拔背止痛埋管。
4、剩沒幾根囉！

順遂人生因罹癌止步

「老子我不幹了，我被榮民總醫院挖角囉，高薪聘請主持跨部門高階醫療生技團隊！」我笑笑對幾名老同事說，他們只是睜大眼睛，不可置信地看著我。

五十五歲那年農曆除夕晚上，正是我意氣飛揚的職場高峰期，稍早前我的確診報告出爐——中段食道癌伴有頸部淋巴腺轉移，開啟了另一個生命起點。

「動作要快，再拖下去，氣管被侵犯到就沒命……」主治醫師嚴肅地說著。

「我是好人啊！好人不長命嗎？」儘管心情無法平靜下來，但我清楚知道，此時再怎麼沮喪都沒用，我必須拿出專業經理人的應對態度，冷靜上戰場才是正途。

過去五十五年，人生可以說一帆風順，既然如今罹癌已經是不可改變的事實，難過一天也就夠了。

於是，我拿出紙筆，好好盤算一下要做什麼才是正經事，正式迎接癌症的療癒作戰。

積極治療，冷靜應戰，補充作戰七大「維生素」

「大尾，你這次倒栽蔥了！」

「不，我要靠自己翻轉它！」

我英文名是 David，年輕就被叫「大尾」，不只老闆、同事、鄰居這麼喊我，連醫生也要乖乖跟著叫，但我老婆自始自終還是啐我是個大混蛋！

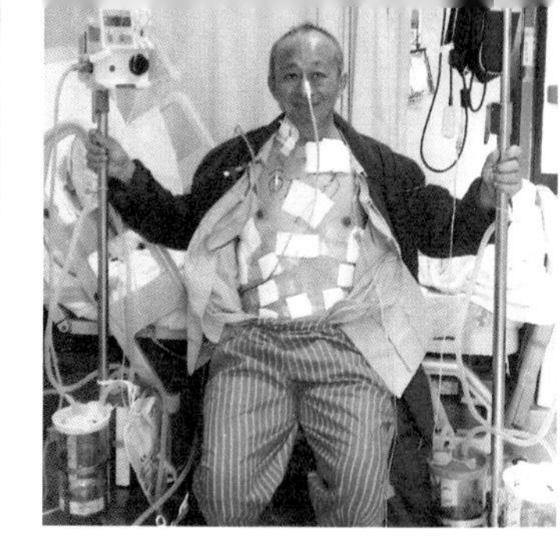
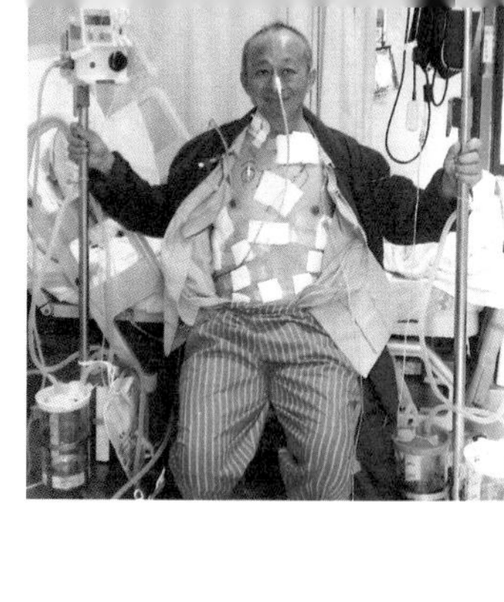
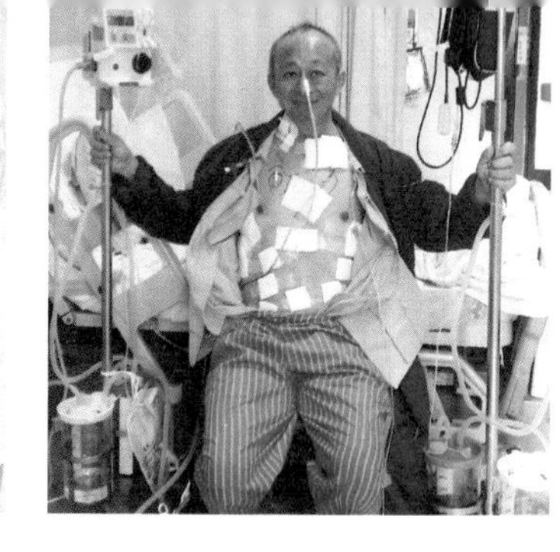

當大家都在歡慶著過年，我們家也並未陷入愁雲慘霧。

我開始善用電腦搜尋各種抗癌資訊，確認作戰計劃，同時勾勒出治療中必須後援充足的七大「維生素」，如此一來，成功機率自然大大提升。

這七大不可或缺的營養素，分別是：

一、擁抱完整的家：全家人緊密互動，愛的力量能夠化解一切危機。

二、維持基本生活品質的經濟能力：兼顧治療和生活開銷。

三、足夠的醫療保險保障：過往投保的終生型醫療保單，派上用場。

四、培養多方位興趣：不放棄學習，找回被需要的感覺。

五、打造健康的身心靈：持續為自己加油。

六、定期檢視生命目標：擬定五年長期樂活計劃。

七、麻吉存摺：朋友是最好的財富，互相打氣。

六年多以來，歷經了二合一化療、標靶化療、傳統放射性治療、RFA射頻燒灼、食道亞全切除、淋巴腺清除及重建手術、肝膽右片切除、局部肺葉切除、微創手術、電腦刀放射治療、剖腹手術、小腸復位等。

就算明天還要進手術房，我總是告訴自己：「管它的，你是個無可救藥的樂觀者，勇敢行前走，才不辜負『大尾』的稱號！」這些「豐功偉績」看似風光，其實是需要許多毅力和勇氣，才能過關斬將，安然度過種種挑戰。

術後心理的陰影最難克服，在接下來的日子裡，每次的風聲鶴唳、風吹草動都讓人以為又出事了。

1、康莊大道好日子。
2、老媽說要看金針花海。
3、蔡某地盤。
4、出院兩個月曬太陽。
5、6、7、台灣走透透。
8、九州古火車之旅。
9、「真幸」福～

我常說，一百個癌友，心裡頭就有一百個再次復發的陰霾，其實，可以不用想那麼多，回歸正常均衡的食衣住行習慣，好好愛惜身體，身體就會反過來回饋自己。於是告訴自己：「把握當下，該做的事，馬上就去做！」

人生快意，寫下第三次傳說

就好好放下吧，得失；
冀求已經很忙，很趕；
何必又再茫著，盲著；
跟自己的心子，面對；
好好清淨一下，清靜。——放空趣（日本俳句廣告）

「罹癌不見得是壞事情，敬你的悲哀一杯，敬你的勇氣兩杯！」樂觀開朗的個性，讓我能苦中作樂，越戰越勇，正如我在旅遊飛機的座椅背上讀見的俳句，放空才能得清淨，放下才能活出真我。

我的人生履歷至今累積了三大傳說，第一是大學畢業，就進入知名歐洲跨國機電大企業，並一路直升台灣區高階主管；第二是取得美國南伊利諾州大學商業研究所學位；第三則是獲選為 2017 年第十一屆抗癌鬥士！

許多人看我輕鬆抗癌，紛紛問我：「該怎麼面對癌症？」

其實，我只有幾項忠告：第一，找位專業滿分的醫師，心無罣礙的配合他的醫療規劃；第二，療程期間難免有令身體不適的副作用，不要放棄，把體力養好，熬過一關算一關。第三，請珍惜身邊的人，日子不是只有你自己一個人，療程中，陪伴者咬緊牙根，心理煎熬可不輸罹癌者。

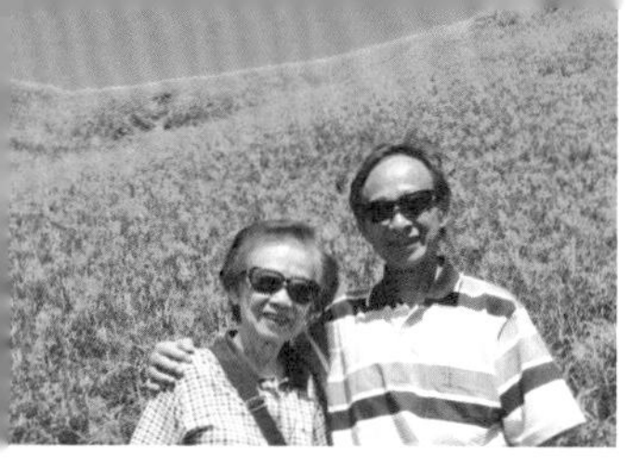

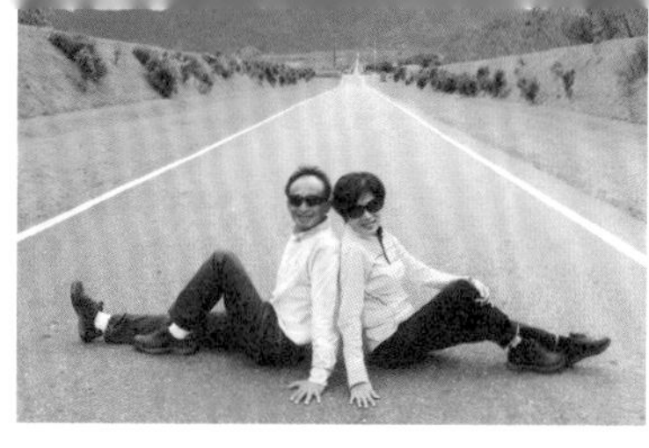

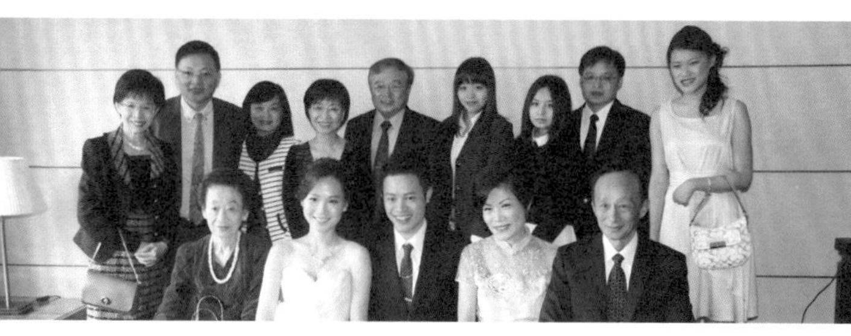

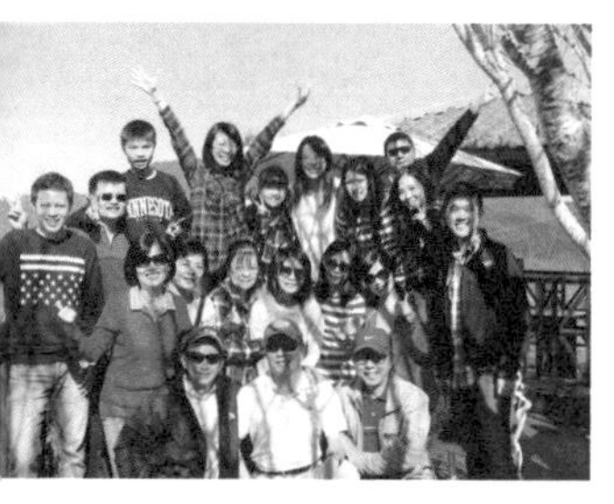

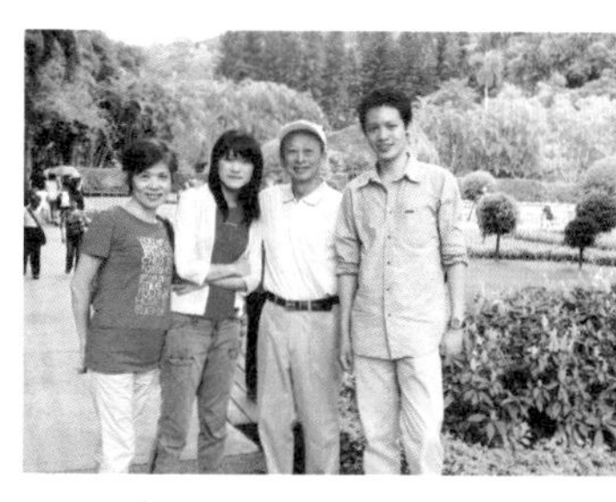

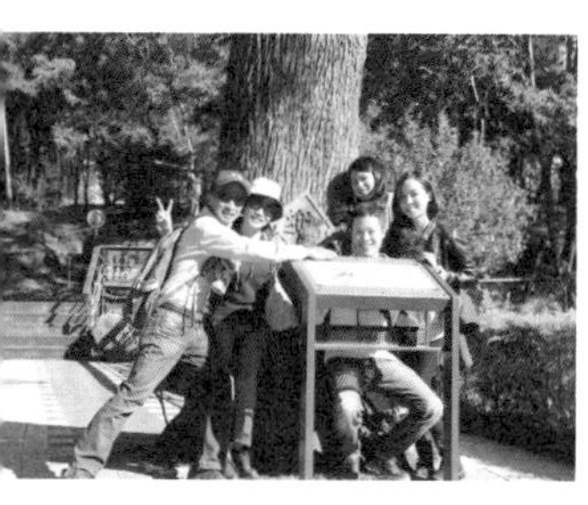

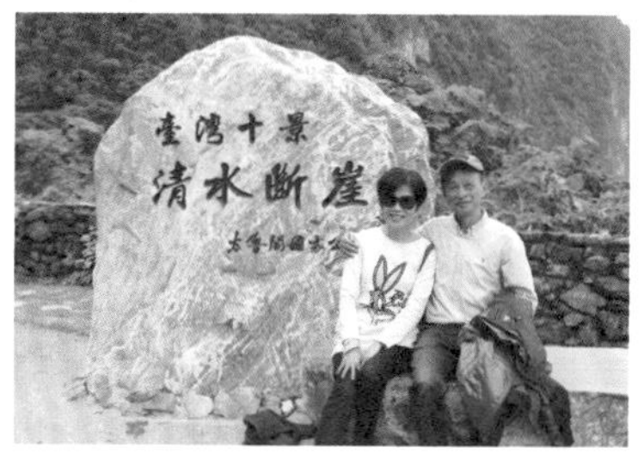

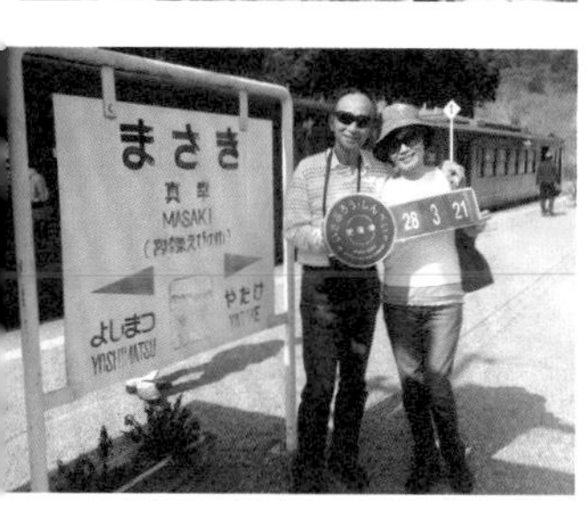

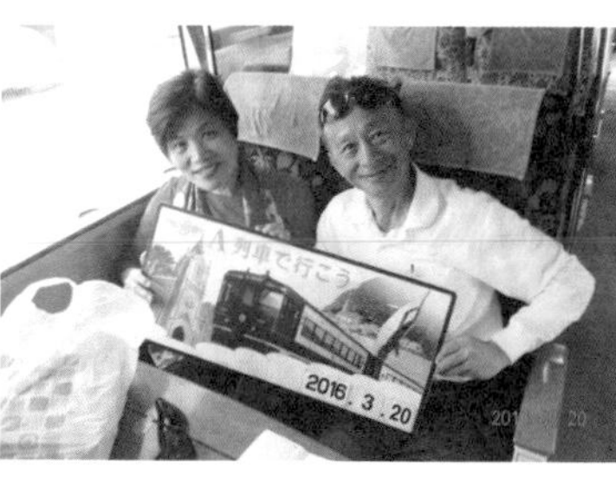

我擁有一位好老婆，生病期間由她悉心照料，還把家裡打理得井井有條，在我第一次開刀醒來，頓時驚覺，過往那些嘮嘮叨叨的叮嚀，原來是她愛的另類表現，這一輩子修來的緣份啊，使我重新反省、懺悔，也學會感恩。

大病之後，我成了一個勉強及格的乖寶寶，遵從醫囑的要求，聽老婆的話，同時策劃「五年中長期樂活計劃」，按步就班地執行——學習新領域、運動保健、擔任志工助人為樂，熱情迎接每一天。

此外，我也展開五次單車環島遊、攀登五座百岳、五趟國外大旅行，都能再次激活身心的能量。

如今，我已經開始規劃下一個五年計劃了，這份乘夢自在的快意人生，是我對生命獻上最大的賀禮。

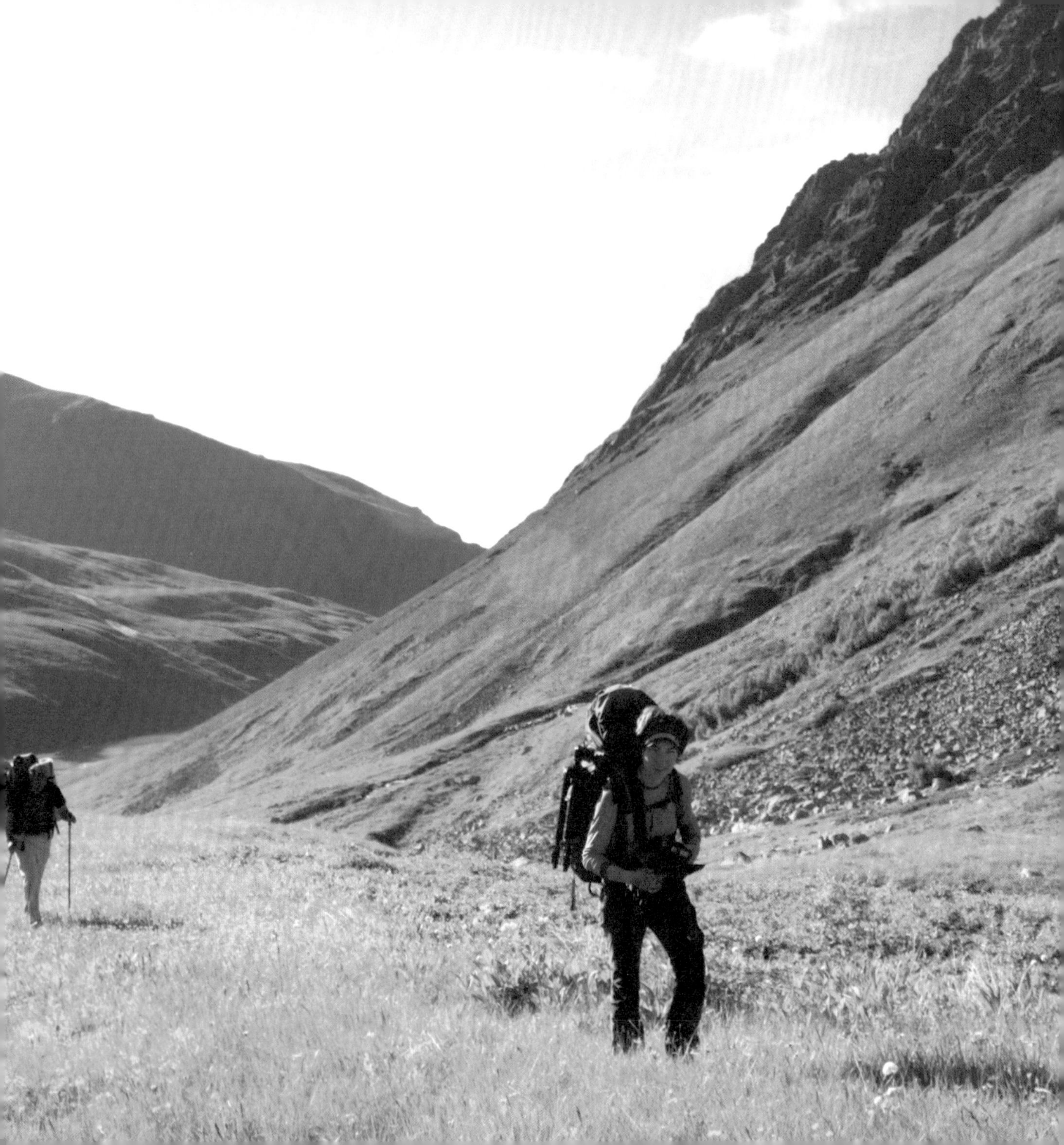

〔專家篇〕

遠離惡病質，找到抗癌成功的關鍵

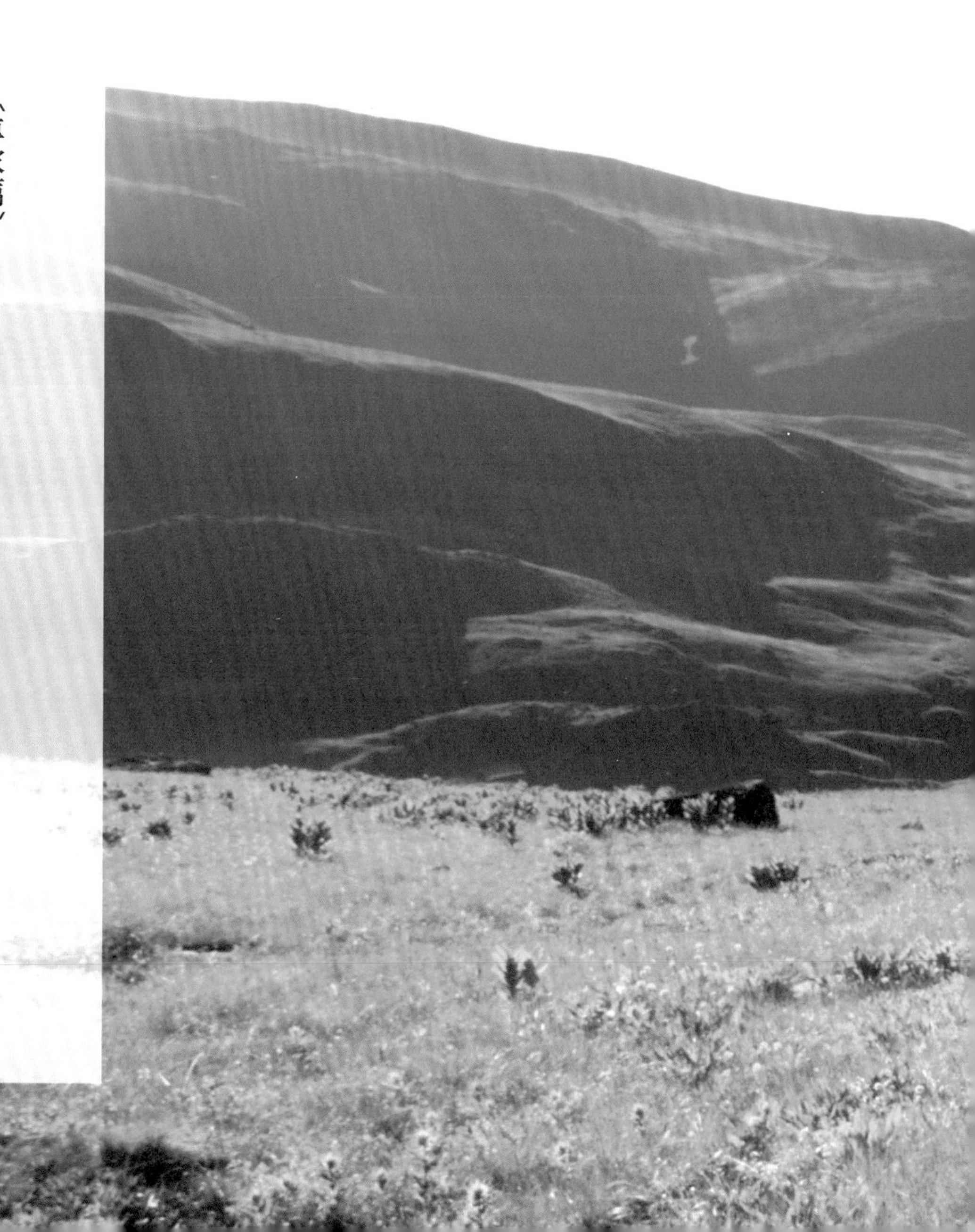

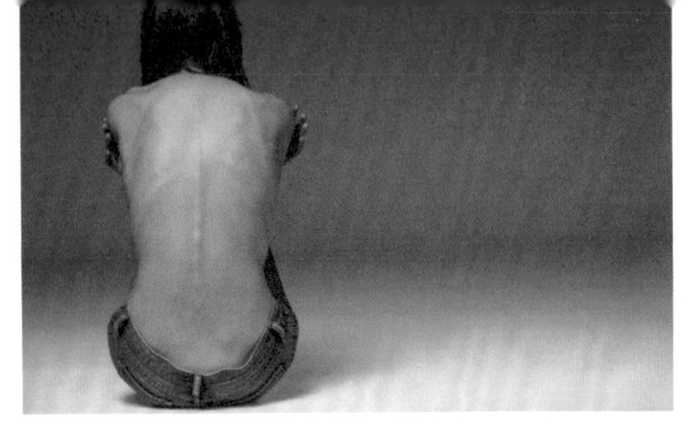

Part I

不起眼卻難纏的殺手——癌症惡病質

雙和醫院血液腫瘤科主任 趙祖怡
文字／整理 李佳欣

今年五十六歲的王女士在一年前被診斷出罹患大腸癌，因腫瘤並不大，生性樂觀的她一度對治療很有信心。不過，治療約半年之後，王女士漸漸開始覺得胃口變差，連看到原本最愛吃的牛肉麵也毫無食慾，狀況持續好些日子都未改善，不僅整天容易想睡、提不起勁，身形也日漸消瘦。

因為一直認為癌症的治療本來就消耗體力，加上吃得少，變瘦難免，王女士並不特別將此事放在心上。直到有一天，許久未見的老同事到家中探望，被她憔悴的模樣嚇了一大跳，王女士這才發現鏡子裡的自己似乎已瘦到幾乎可見肋骨，愈想愈擔心，急忙求助醫師。

醫師替她做了抽血檢查後，立刻找來了營養師會診，要她趕緊開始補充營養：「這是癌症的惡病質，若不趕快改善，很可能會演變成臥床，甚至影響到治療結果。」

癌症自民國71年以來即高居國人十大死因之首，雖然隨著健康資訊不斷普及，國人對癌症的認識也逐漸提升。但一得知罹癌，許多病患仍「聞癌色變」，積極嘗試各種治療。但不少民眾可能不知道，治療過程中，有些看起來平凡、不起眼的無聲殺手，經常在不知不覺中擊垮癌症病患，成為抗癌過程中最大的阻礙。

癌症惡病質正是一例。

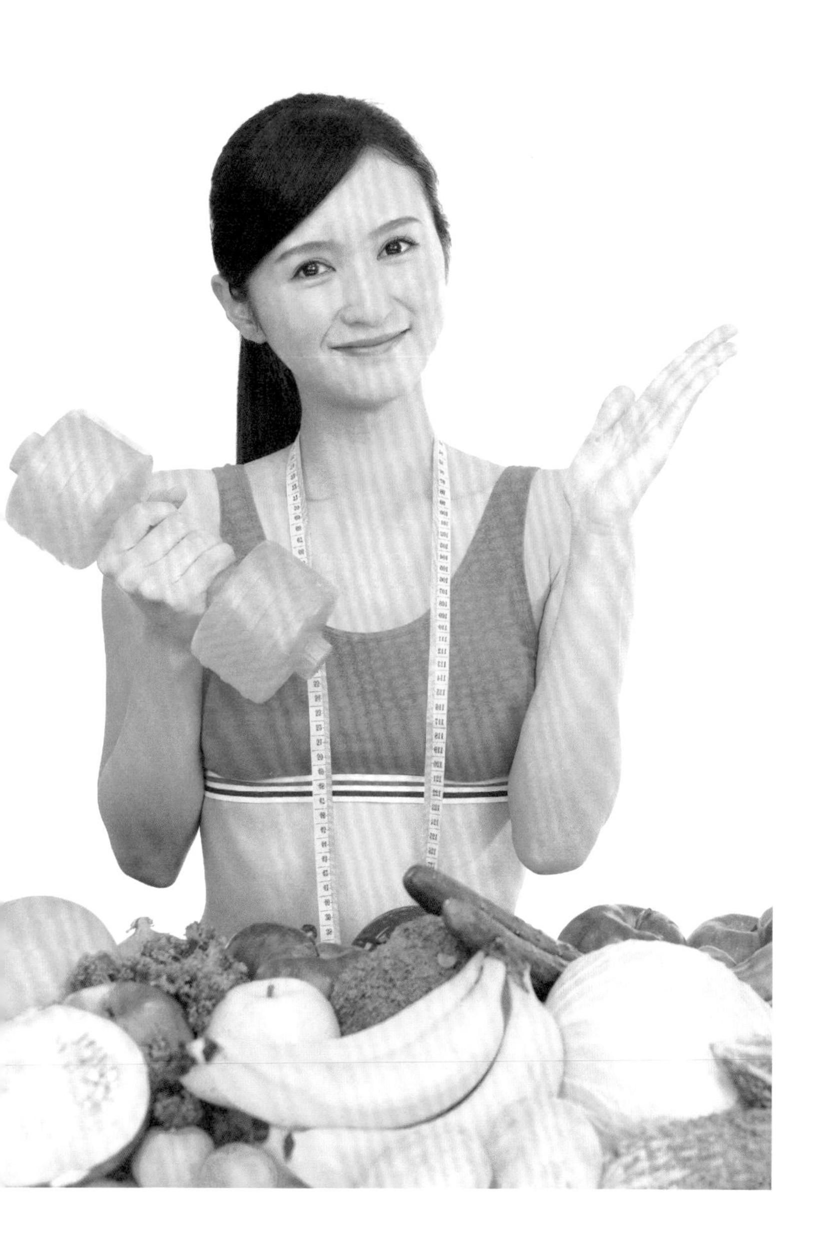

惡病質的英文「Cachexia」來源於希臘字，若將這個字拆開來看，kakos是bad，hexia是condition，其實就是「不好的狀態」。它常發生在手術後、嚴重的創傷或敗血症等重大疾病的病患身上，其中，又以癌症最為常見。根據統計，高達五到八成的癌症病患曾經在診斷後出現惡病質的情況。

癌症惡病質可說是一種「消瘦症侯群」，一旦發生，病患的肌肉量會開始持續地流失（有時候脂肪也會跟著減少）、體重減輕，同時也會伴隨著食慾不振、倦怠、代謝異常、免疫力低下等症狀，整個人看起來會非常地瘦弱憔悴。

惡病質是癌症病患體內荷爾蒙、新陳代謝異常，或因食物攝取量減少所產生的結果。

癌細胞作祟 改變身體的營養與代謝

很多人看到癌症病患突然變瘦，都會以為是病患吃得太少或吃得不夠好。雖然這也是導致惡病質的原因之一，但嚴格來說，其實惡病質的發生最主要還是身體內的癌細胞在作祟。癌細胞會分泌各種細胞激素，悄悄偷走細胞中的營養，並誘導身體導向發炎、使病患的代謝能力變得異常。

說到這裡，要先帶大家對癌細胞有更多的認識。癌細胞跟正常的細胞很不一樣。人類是多細胞生物，細胞經過分化後各司其職並與同類型細胞聚在一起形成組織，他們安於現況，做好自己份內的工作。癌症的形成是身體中有些細胞因受到某種因素影響發生基因突變，從原本已分化狀態退回原始單細胞狀態。

單細胞沒有其他細胞可以幫忙，必須靠自己的力量生存下去。為了快速適應環境變化，它便得努力從其他地方汲取能量。（腫瘤的轉移，其實也跟這個原理有關。當原發性的癌細胞搶光了周圍正常細胞的營養，有些癌細胞意識到「能源危機」，就會開始另覓新的落腳處。）

癌細胞的能量來源很多，其中它特別嗜吃葡萄糖與麩醯胺酸，而這些成分在肌肉中剛好含量特別豐富，自然就成了癌細胞下手的首要目標。為了獲得源源不絕的營養，癌細胞便開始引發肌肉分解，並在身體裡建立起一套精密的循環鏈，無所不用其極地搶走身體的能量。

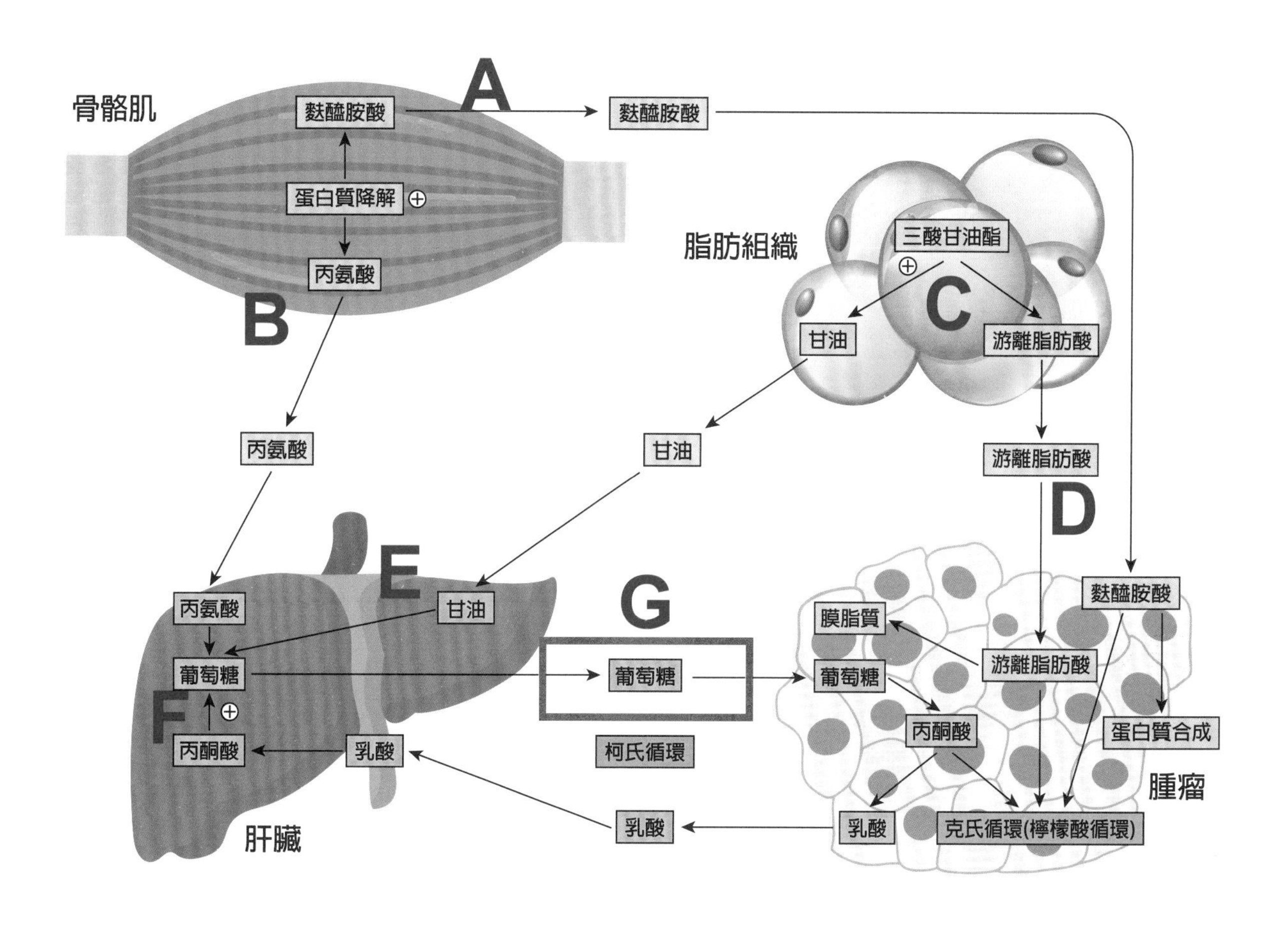

圖一　癌細胞如何利用肌肉與脂肪成為能量來源

圖片來源：Nature Reviews

圖一註解

A.肌肉蛋白質分解成麩醯胺酸（glutamine）與丙氨酸（alanine），其中麩醯胺酸會被癌細胞攝取後合成新的蛋白質。

B.丙氨酸進入肝臟中，轉化成葡萄糖（glucose）。

C.脂肪組織中 TAG (triacylglycerol) 被分解成游離脂肪酸（NEFA，nonesterified fatty acid）與甘油 (glycerol)。

D.游離脂肪酸直接被癌細胞攝取利用。

E.甘油（glycerol）經血液循環進入肝臟製造更多葡萄糖。

F.癌細胞在生長過程中產生的乳酸（lactate）也會經由肝臟轉化為葡萄糖。

G.這些葡萄糖，再度成為癌細胞可利用的能量。

這張圖（見圖一）可以看到癌細胞在體內利用能量的機制。癌細胞也會分解脂肪內的游離脂肪酸與三酸甘油酯，並促使肝臟製造更多葡萄糖。這也是為什麼有些惡病質的病患會連脂肪也一併跟著流失。

癌細胞本身會分泌許多細胞激素，這些細胞激素會促使身體處於不斷消耗能量的「高代謝狀態」，降低了組織新生與修補的能力。

不過，儘管癌細胞是造成惡病質的最大元兇，但病患的憂鬱、腸阻塞、吞嚥困難、化療後噁心、腹瀉等，也都會讓病患難以進食或產生胃腸吸收障礙，進而使身體長期處於營養不良的狀態，加速惡病質的發生。

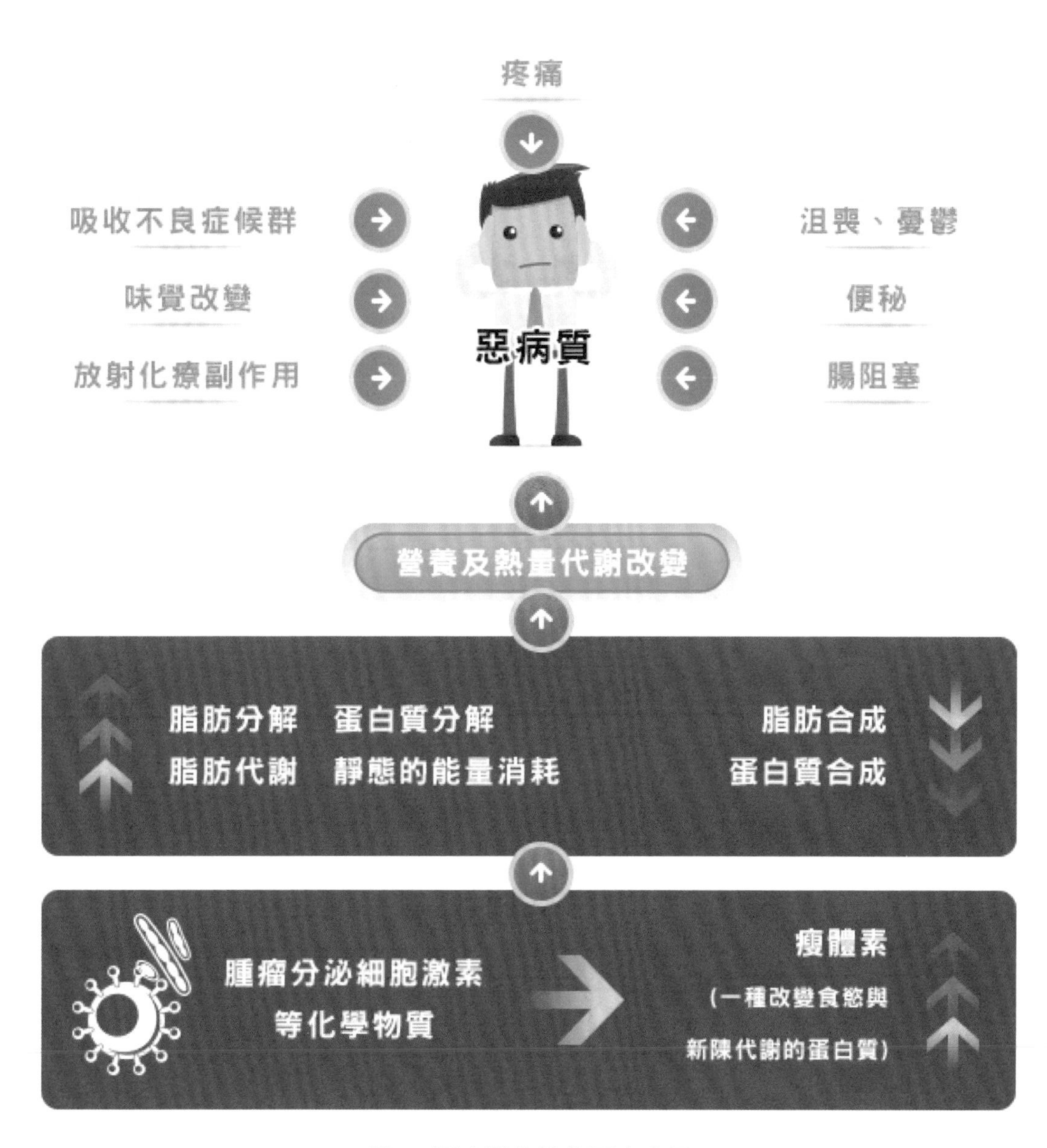

圖二 惡病質的發生因素多元

食慾不振、體重大幅減輕，就要提高警覺

惡病質的發生與性別、年齡或腫瘤發生位置、大小、類型與期別等並不完全相關，因此每一個癌症病患都應該要有所警覺。一般來說，如果發現病患出現以下這些症狀，就要開始提高警覺，並趕快回診請醫師與營養師做一進步的評估檢查。

惡病質常出現的症狀

◎食慾降低、厭食
◎少量進食即有飽食感
◎體重大幅減輕（超過原本體重的5%）
◎慢性噁心感
◎嗜睡
◎虛弱
◎疲憊
◎自我軀體形象改變
◎免疫功能不全
◎體能狀況不佳
◎蒼白
◎貧血

有經驗的醫師也會透過詳細問診排除其他可能因素，並為病患做抽血與肌肉量檢測。

抽血檢測

惡病質階段，除了代謝異常，病患通常也會合併全身性的發炎反應。一般

會利用抽血來檢測身體的發炎指數（CRP）與紅血球沈降速度（ESR）。（CRP檢測分為高敏感度跟一般標準型，有健保給付，費用為兩百至四百元不等。）

肌肉量測

一、上臂圍量測：直接以捲尺量測三頭肌位置的上臂圍。

二、生物電阻體脂機：健身房、體檢時常可見到，可分析身體內脂肪與肌肉佔比。

三、雙能量吸收儀測量：又稱為DEXA或DXA。是測量骨密度常用的方式，也可用來分析肌肉、脂肪的組成。

四、電腦斷層攝影：最可精準地呈現出肌肉、脂肪的分佈。

要特別提醒的是，上臂圍的測量方法簡單、快速，病患或照顧者平時也在家就可自行量測紀錄。但如果是腫瘤較大、體重過重（BMI值超過30以上）或有嚴重的水腫，還是會建議要靠較精準的儀器來檢測。

體重未下降，就不必擔心惡病質？小心「隱藏性的惡病質」

雖然「消瘦」是罹患惡病質的重要警訊，但這可不代表肥胖的人就不會發生惡病質。

過去一項研究曾利用電腦斷層攝影來分析三位不同體型病患的身體組成。結果發現，體型肥胖的病患身上，絕大多數都是脂肪，且肌肉的總質量甚至比體型瘦弱的人還要少，不僅可被認定為肌少症，更是惡病質的高危險群。

Part 2

多管齊下，積極對抗惡病質

雙和醫院血液腫瘤科主任 趙祖怡
文字／整理 李佳欣

千萬不要小看惡病質對癌症治療的影響。事實上，它與癌症治療的結果息息相關。

臨床發現，罹患惡病質的病患對化療的療效會比較差且有較多、較嚴重的副作用。而比較罹患同樣癌症的兩組人，惡病質病患的平均存活期也比一般病患來得短，且程度愈嚴重，差異愈明顯。

而且，若放任這個「不好的狀態」持續發生，病患將愈來愈難以被治癒，甚至可能因過度衰弱而死亡。根據統計，約有高達兩成的癌症病患，最後是死於惡病質而非癌症本身。

虛弱、肌肉流失 就沒有抗癌力

惡病質為什麼能對癌症治療產生這麼大的影響？原因之一在於肌肉是我們身體裡最大的「能源庫」，提供了各種系統正常運作所需的能量。一旦流失殆盡，抗癌過程中最重要的免疫系統也會受到影響。有些研究甚至發現，肌肉功能好的人，得到感染的機會低、平均壽命也會比較長。

我們在臨床觀察到的現象也是如此。同樣是發生感染，診治體重減輕的惡病質病患常得擔心不久後併發敗血性休克，但換成一位體型健壯、肌肉功能健全的病患，即便暫時有白血球低下的問題，通常病患也會很快恢復。最擔心的就是一天中有半數以上時間都需臥床的病患，這類病患最常因為一次感染而致命。而且，運動能改變人體免疫細胞的表觀基因，使得免疫功能增強，當肌肉功能開始減退，病患將更無法透過活動及運動來改善免疫力。

除了生理功能，惡病質的發生也會連帶影響心理健康與社交關係。例如因為生活起居上需要仰賴他人協助，感到沒有自由、凡事需仰賴他人；或者因憔悴產生心理焦慮、甚至不敢出門見人，失去了與人際的連結。

此外，也有不少病患因為惡病質後體力不堪負荷，不得不暫時中斷原本的治療。這又給了癌細胞反攻的絕佳機會，再回過頭來誘發惡病質的發生。

在這種惡性循環之下，病患當然難有好的治療效果。

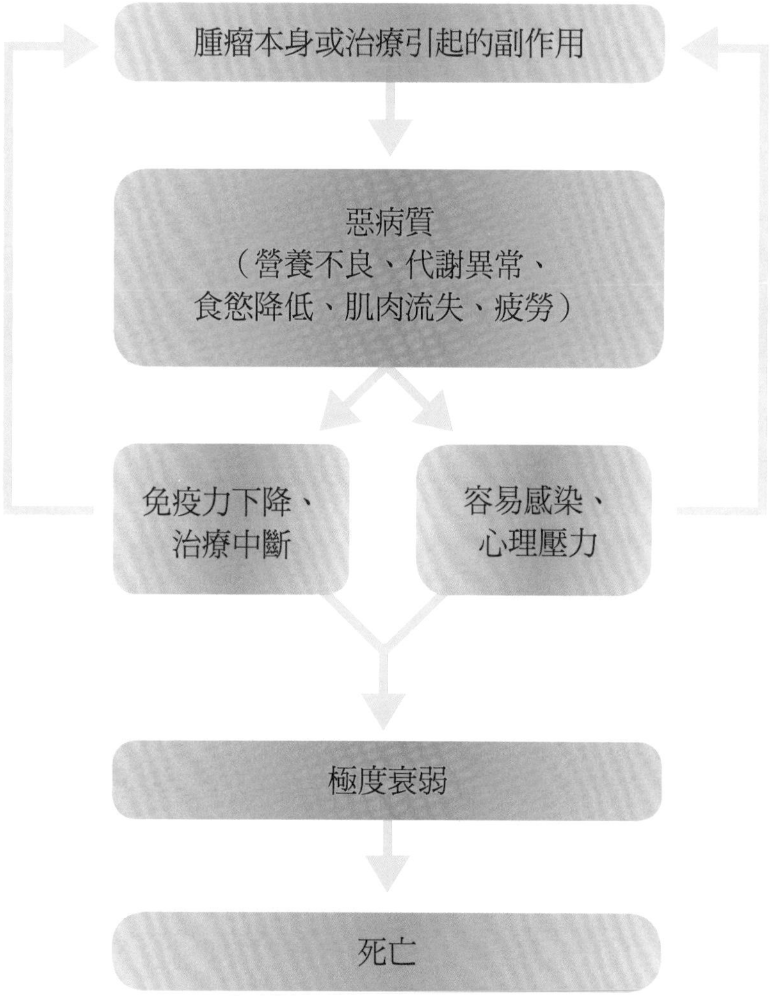

圖三 惡病質對癌症治療的影響

儘早介入 避免癌細胞搶走主控權

當診斷出惡病質時，醫師會進一步評估病患處在惡病質的哪個階段。近年，歐洲學者 Fearon 將惡病質的進展分成三階段。（見圖四）

了解惡病質的分類對治療意義重大，因為臨床上不僅發現，惡病質期別愈晚，日後的存活時間也愈短，一旦進入到「難治惡病質期」，癌細胞幾乎奪走對身體的主控權，除非找到有效對付腫瘤的方法，否則病患幾乎很難再恢復到正常的狀態。

不同階段，對抗惡病質的原則也不太一樣。

惡病質前期：積極補充營養

如果發現自己符合惡病質前期的定義（進入惡病質前期）也別太沮喪。國外研究的結果顯示，惡病質前期的病患與一般病患的存活期其實並沒有太顯著的差異，由此可見，只要積極補充營養、持續接受治療，還是很有希望戰勝癌症。

這個階段，最重要的原則就是做好「預防措施」，盡可能攝取足夠的營養、維持住正常體重，避免走到真正的惡病質階段。

除了要持續與醫師討論病情、積極接受治療，最重要的就是想辦法恢復食慾。旁人要利用各種方式來鼓勵病患進食，包括改變飲食烹調方式、給予刺激食慾的藥物、適當的運動或心理諮商等方式。

先前曾流傳一種說法，要癌症病患暫時不吃東西來「餓死癌細胞」，這個觀念真的大錯特錯。癌細胞非常的聰明，一旦發現原本的營養來源突然不夠了，會分泌更多的細胞激素，加速分解病患身上的肌肉與脂肪。

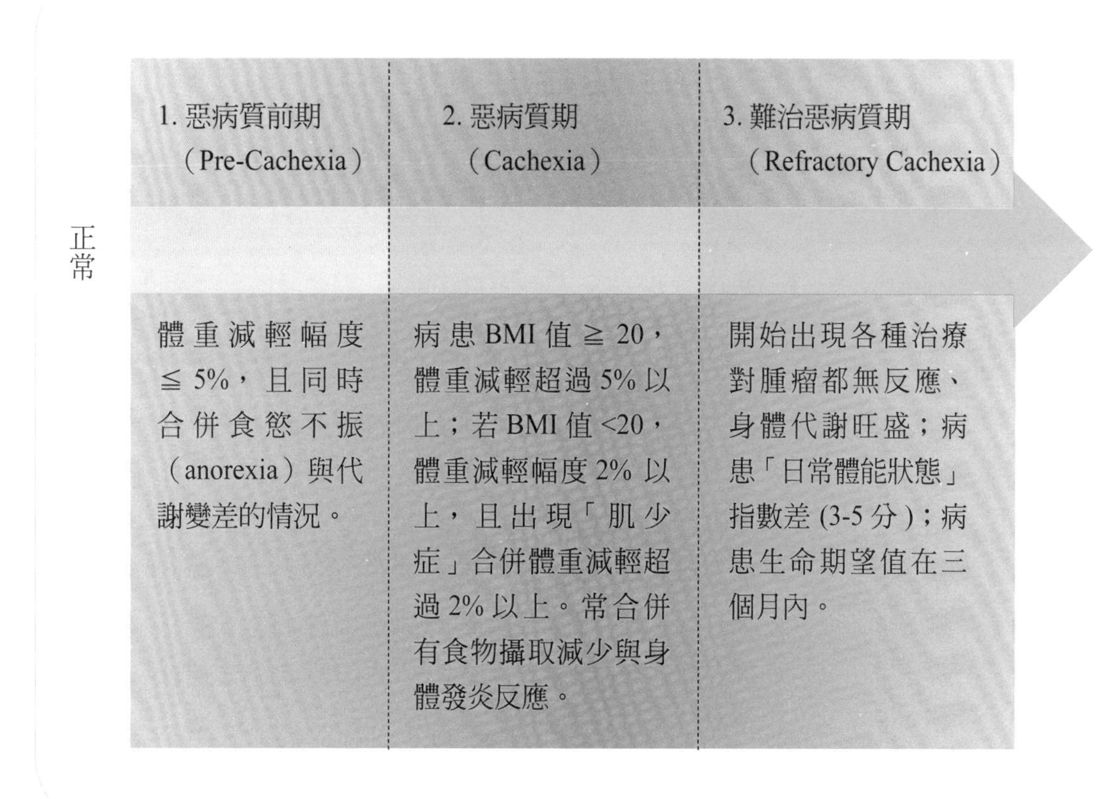

圖四 惡病質發展的三階段

預防惡病質的最佳體重：BMI 23～24

一般來說，我們會認為「標準體重（BMI值在18到25）」的人最健康。但在預防癌症惡病質上，「體重稍重」（BMI值介於25到30）的人會比「體重標準」（BMI值介於18到25）的人存活的還要久，因為體重稍重的人通常「有多一點本錢可以輸」，某種程度延緩了癌細胞消解肌肉的速度。

但若是原本就過輕（BMI小於18的）的人一旦罹癌，增重趕不上癌細胞分解肌肉的速度，惡病質就會很快發生。體重過重（BMI大於30）當然也不好。肥胖者體脂肪比例通常很高，脂肪細胞又易引起「發炎反應」，等於是讓身體長期處在慢性發炎中。

那究竟該怎麼拿捏？如果是健康的人，平常可把BMI維持在23到24，日後若罹癌，再趕緊加強營養增重。若已屬於第四期癌症轉移的病患，BMI最好最維持在25到30之間。

（註：一般將身體質量指數（Body Mass Index，簡稱BMI，公式為BMI＝體重（公斤）／身高^2（公尺^2））分成四組。小於18為「過輕」、18到25為「標準」、25到30「過重」、超過30以上為「肥胖」。）

惡病質期：找出因素 多管齊下改善

進入真正的惡病質期，首要之務是找到引發惡病質的因素，盡可能透過營養、運動、心理治療與藥物（詳見Part 3）等方式，多管齊下來改善惡病質症狀，讓病患盡快回到惡病質的上一個階段。

例如，有些病患長期因憂鬱影響食慾，與他面談可能發現病患的憂鬱來自化療後掉髮，不想見人。因此除了給予營養建議，最有效的方式可能是協助替病患找到適合的假髮。而當病患走出憂鬱的陰影後，食慾可能也就恢復了。

有專門治療惡病質的藥物嗎？

常有些病患會問，「有沒有可以治癒惡病質的藥物？」。答案是：還在研發中。

目前，惡病質的藥物因投入研究的藥廠不多，多還停留在臨床試驗階段。但比較有希望的是一種稱做「阿拉莫林（Anamorelin）」的藥物。這種藥物與體內的「飢餓素（ghrelin）註1」結構類似，可避免肌肉被癌細胞分解，使肌肉的質量維持在一定的程度上。

該試驗將病患分成兩組，一組人每天服用50毫克的阿拉莫林，另一組拿到的則是安慰劑。經過三天後發現服用阿拉莫林的這一組，體重平均上升了0.77%；而服用安慰劑的組別，體重降低了0.33%。此外，體重增加的組別，也有一些臨床的症狀獲得改善。

但這個研究最後還是被認為失敗了。原因在於雖然病患的肌肉量得以維持，但相應的功能卻未因此恢復，只能說是一種「虛壯」。

不過，其實增加肌力在醫學界一直是個難題，一般人靠重訓、服用高蛋白等都還不見得能成功增重，更何況是虛弱、臥床的癌症病患？若從這個角度看，未來還是很有機會透過藥物來治療惡病質。也因此，建議可以鼓勵我的病患盡可能參與相關新藥的試驗計畫。

註1：一種蛋白質，可促進腦下垂體生長激素的釋放，並且刺激食慾、抑制脂肪的分解作用，使攝食量、體重增加。

惡病質晚期：不應積極補充營養

這個階段通常病患已是癌症末期，身體已準備要向癌細胞投降，不需要再積極補充營養。甚至，如果病患狀態非常虛弱，醫療上可容許不再提供任何營養。

有些家屬在旁邊看著很不忍心，認為「都不給病患吃東西，不是把病患活活餓死嗎？」但從科學的角度來想，這時候癌細胞已幾乎大獲全勝，要是給病患更多營養，只會助長癌細胞的生長，加速病患死亡。更不要強迫醫護人員給病患做靜脈注射，因為不僅無益於事，有時候反而會讓病患產生更多的不適。

醫療人員所做的，其實是盡可能維持病患的生命機能以及症狀控制，減少痛苦的程度。

因此家屬唯一可做的，通常就是水分的補充。另外，醫護人員也會開始跟病患與家屬討論如何面對死亡並且給予精神上的支持。必要時，也可以找宗教師、心理師從靈性層面來協助。

Q：惡病質到了晚期後真的無法回復？

A：是的。到了惡病質晚期，通常病患已非常虛弱，幾乎很難再靠自己的免疫力來抵擋腫瘤並恢復體力。不過，如果突然出現了一種新治療能非常有效地殺死癌細胞，或能使癌細胞無法再分泌細胞激素在體內搗亂，就有可能再逐漸擺脫惡病質。

總而言之，要想擺脫癌症惡病質的威脅，必須從多方面著手防堵，且盡可能在一發現有異狀時，就及早擬定計畫改善。先前曾有個針對全世界醫療人員的調查，發現到只有14%的人表示對惡病質非常熟悉，但完全都不熟悉的人高達25%，平均每四位醫師就有一人缺乏對惡病質的認知。

台灣尚未有類似的數據，但應該相差不遠，因此病患、家屬一定也要累積多一點觀念、提高警覺。且最了解病患的，還是病患自己與在旁陪伴的親友，主動與醫療人員溝通、討論，有任何顧慮、擔心都不要隱瞞，這樣醫療團隊才有辦法給予適切的協助。

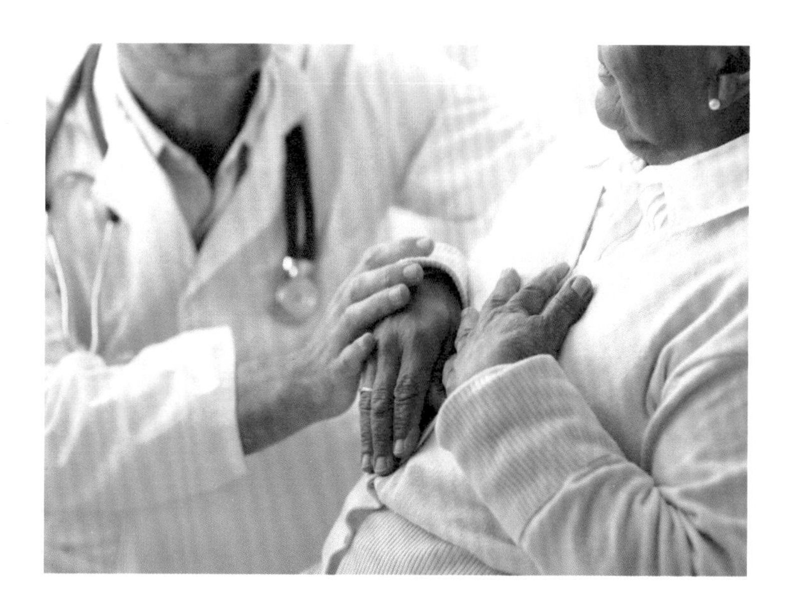

Part 3

如何遠離癌症惡病質？

臺北榮民總醫院內科部血液科 主治醫師 洪逸平
文字／整理 李佳欣

癌症惡病質不分性別、年齡、還是腫瘤類型，在任何癌症病人身上都可能會發生。但其中，有些癌症會因為腫瘤的特性，間接影響到病人的營養狀況，進而提高惡病質發生的機會。

像是頭頸癌或食道癌的患者，因化療或電療後容易引起嘴破，嚴重時疼痛難耐，就會影響食慾。而胃癌、大腸癌，因腫瘤位於消化系統，比起如乳癌、淋巴瘤這些跟消化器官無關的癌別，較容易引起腸阻塞、進食、消化障礙，因而較常發生食慾或營養吸收不佳。若是因蛋白質攝取不足而引發腹水，腸胃道腫瘤的病患也比其他人容易感受到腹脹，一吃就撐，自然又吃更少，變成反覆的惡性循環。根據過去觀察，胃部、胰臟癌的患者，八成以上都會出現體重減輕的狀況，甚至有些人會減輕超過體重的10%。

此外，肺癌會分泌一些特殊的荷爾蒙，也被認為可能影響食慾。

小知識：蛋白質攝取不足為何會引發腹水？

我們的血管雖然看起來是個密閉的管道，它上面其實佈滿無數小小的孔隙。血液中的白蛋白需靠攝取蛋白質來製造，維持了血液一定的濃稠度，以平穩的速度從孔隙中釋出水分。一旦缺乏蛋白質，就容易造成血液濃稠度不足，水分很容易流失到血管外。跑到下肢，就形成下肢水腫，若到腹部、肋膜，就變成腹水。

不管哪種癌症，晚期的病人通常也較容易發生惡病質。一來，癌細胞的侵犯力量已經愈來愈強，對身體代謝功能與內分泌的影響也愈加明顯，消耗肌肉速度也愈來愈快。二來，治療本身會讓病人食慾變差，尤其是化療之後，會改變病人味覺，甚至感到噁心、不想吃東西。

小知識：為什麼化療藥會改變味覺？

腫瘤細胞是分裂很快的細胞，因此化療藥的特性也是針對分裂快速的細胞。但身體內也有一些屬於分裂快速的細胞，例如皮膚細胞、黏膜細胞、頭髮的毛囊細胞，味蕾細胞也是其中之一。所以常有病人會說，化療之後味覺變得異常，以前很愛吃甜食，現在吃起來突然覺得苦澀，或舌頭會有異常的觸感，有時候也有嘗不出、聞不到味道的情況發生。

如何避免惡病質上身：關鍵藏在老醫師的日常對話中

記得還在當住院醫師時，每次跟著老師查房，總會聽到他問病人「有沒有吃飯？有沒有上大號？有沒有睡覺？」我當時常會想，為什麼經驗老道的醫師診察病人都只在意這些日常生活的「小事」。後來自己開始照顧病人才逐漸發現，前輩的經驗是有道理的。其實病人的生活品質跟治療相同重要，只要病人能吃、能睡、不疼痛、能到處趴趴走、排泄順暢，這個病人的治療過程通常就沒有什麼太大問題。

治療後也要盡可能保持心情愉快、吃想吃的食物、去想去的地方。我有位病人現在還經常到處出國旅遊，一方面當然是化療藥物效果剛好對他有不錯的反應，但我認為他能維持正常作息、保持自在的心情，也是預後生活品質良好的原因之一。近年新興熱門的癌症免疫治療原理，治療的取向也不在腫瘤身上，而是想辦法解除癌細胞對免疫系統的壓制，進而讓T細胞醒過來攻擊內生的腫瘤細胞。但如果吃得不夠營養、作息不正常、心情憂鬱，造成免疫力低下，癌細胞自然又會找到機會攻擊。

因此，在治療過程中病人最該做也最能做的，就是保持心情愉快與健康地飲食。至於該怎麼吃，可參考營養師的建議。（見第110頁：遠離惡病質：吃得好，人才會好。）

此外，在抗癌期間，仍要保持運動習慣，不僅可幫助維持住肌肉，也可降低癌疲憊的發生。如果是住院躺床，也可每日早、晚多次起身走動。癌症病人的肌肉流失速度快，平常人就算大部分的工作時間都久坐、久站，大腿肌肉也不會就此消失。但癌症病人經常才住院三、五天，雙腳就會開始明顯萎縮，摸起來感覺肉垮垮的。因此，要盡可能讓肌肉有活動、被訓練的機會，若走動困難，也可定時在床邊站或坐在床上，減少久臥。也可以盡量保持肌肉張力狀態，多少可以改善肌肉消耗的程度。

早期偵測營養不良，你可以這樣做~

要如何發現自己營養不良、儘早介入改善，平時不妨做些簡單的三餐飲食紀錄與體重監測。不用太仔細去測量重量，可利用單位或圖像式的方式來記錄。例如飯量可用一碗或半碗；肉類用手掌、指頭大小來呈現。如右表：

日期：11/8　體重：52.4kg

	食物	**份量**
午餐	白飯	一碗
	豬肉	半個巴掌大
	青菜	半碗
	柳丁、蘋果	各四分之一
點心	紅豆湯	四分之三碗

這個方式也可幫助醫護人員了解病患狀況，如果發現病患飲食份量太少，就可去尋找原因。例如是否為排便不順、還是止吐藥或止痛藥造成便秘、腹痛、味覺改變等。

若體重減輕，醫師可觸診病人肩膀、腿部、腹部的厚度、詢問活動力有無改變。有時也會抽血檢測病人的白蛋白、肌肝酸等。

若發現減輕超過原本體重的 5%，最好就要回診做進一步的追蹤檢查。

公式：（平常體重—目前體重）/ 平常體重 *100%

發生惡病質時：找出兇手，多管齊下

當病人已經出現惡病質時，治療的關鍵是找出引發的原因，一一擊破。

由於惡病質的發生，最主要的因素還是來自腫瘤細胞，要根本性地改善惡病質，第一步還是持續接受良好、有效的治療（當然前提是在病人體力能負荷的情況下）。值得提醒的是，很多病患特別恐懼化療。確實，這些副作用真的不好受，但化療確實可增加病人存活率，如果對腫瘤有反應，不但各種不舒服的症狀會在幾周內慢慢消失，也可提升存活率、甚至控制癌症。而且，現在已有很多藥物可緩解副作用造成的不適，以往在臨床上觀察到病人的不適症狀，現在其實都已經改善許多。

至於其他間接導致惡病質的因素，像是食慾不振、消化不良或腹瀉、嘴破等副作用，則依照不同情況，有不同作法。

調整進食方式

改換預解食（常稱為預解食或元素飲食）

對於灌食病人，或像食道癌病人做了腸造口，有時候會發生一灌食牛奶就腹瀉一整天的情況。病人不是不吃，只是根本無法吸收。尤其在進行化療或電療時，腸胃道也會神經質地收縮，進而影響消化。

這種情況可試著改變配方，例如將牛奶稀釋一半，或改換成已預先分解過的配方奶。這類配方通常已先將蛋白質與脂肪分解成胺基酸或脂肪酸，病人吃進去可較快速消化吸收。

改變灌食速度

進食速度太快也會導致病人拉肚子。若屬這類情況，只要改善灌食速度，讓病人慢慢把食物喝完，就可降低腹瀉發生率。可購買管灌用的幫浦來控制食物送進管路的速度，將餵食的時間拉長至原本的兩倍。

補充消化酵素或更換食物

如果是正常進食的病患，在治療過程中表現腹瀉，常是因為疾病造成某種消化酵素的缺乏。例如有些胰臟癌病患，無法分泌胰臟酵素，吃脂肪類食物就容易拉肚子，排泄物表面還會浮一層油。我們通常會請病人補充胰臟酵素，並建議他控制油膩食物的攝取量。

增加營養

先求有，再求好

當出現惡病質時，通常代表病人難以實踐「均衡飲食、高熱量、高蛋白」的飲食方針。因此，這個時候最重要的原則就是「先求有，再求好」。

病人愛吃什麼東西就吃什麼東西，不要太錙銖必較。我們當然會鼓勵多吃蛋與肉類食物，但有時候，病人沒有食慾，可能是飲食上太強調少油、少鹽，食物變得毫無風味。

前陣子，我有一位老病患來看診，因為最近他的白蛋白降低了，食慾也不好，我便不斷叮嚀他要盡可能多吃一點。想不到病患一聽，話匣子立刻大開，他開始向我抱怨：「我太太每天都煮些沒有味道的東西給我吃，這些菜我一口就不想吃了。與其這樣，還不如死掉算了。」原來家人自從他罹癌後，開始改變料理方式，為了追求「健康」，很多料理都刻意減少調味料，甚至改變了烹調方式。病人最愛吃三層肉，但現在變成只能吃清燙的瘦肉，連調味料都刻意減少使用。

後來我跟家屬做了些溝通，建議他們可不必太苛刻飲食，畢竟「有吃進肚子的才是自己的，再好的食物，一口都不吃，也等於沒有。」

也有些病患會擔心熱量高的食物，膽固醇、三酸甘油酯過高，我常這樣對病人比喻：若平時在銀行存了美金、台幣、人民幣，有錢的時候，你會很計較計算三者之間的分配。但假設已經很窮了，哪種錢比較多根本不重要，重點是它可以換來用。身體也是，營養素之間其實可適度做互轉換，比起三高，營養不良的風險對身體來說更危急。

正常食物是最好的「補品」

有些病人發生惡病質後，會開始想買各種營養品，我通常都會先跟病人說：「如果可吃正常食物，建議以正常食物優先選擇，真的虛弱到什麼食物都吃不下時，才考慮營養品。」

這是因為相較營養補充品都是單一營養素，正常食物口感好、且含許多微量元素，其實反而可提供更優質的營養。

營養品則有幾個缺點：第一，多半昂貴，若經濟並不寬裕，反而會帶來更大的心理壓力。第二，這些食品雖常宣稱有國家級認證，但因看不到來源、製程，難免有想不到的風險。第三，口感不太好，要是病人不愛喝，旁人一直逼迫，其實對病人也是一種壓力。

當然，並不是說我反對營養品，如果好吃、不貴、或是人家送來了，那服用也無妨。前提是，不因此影響正常食物的攝取量就好。

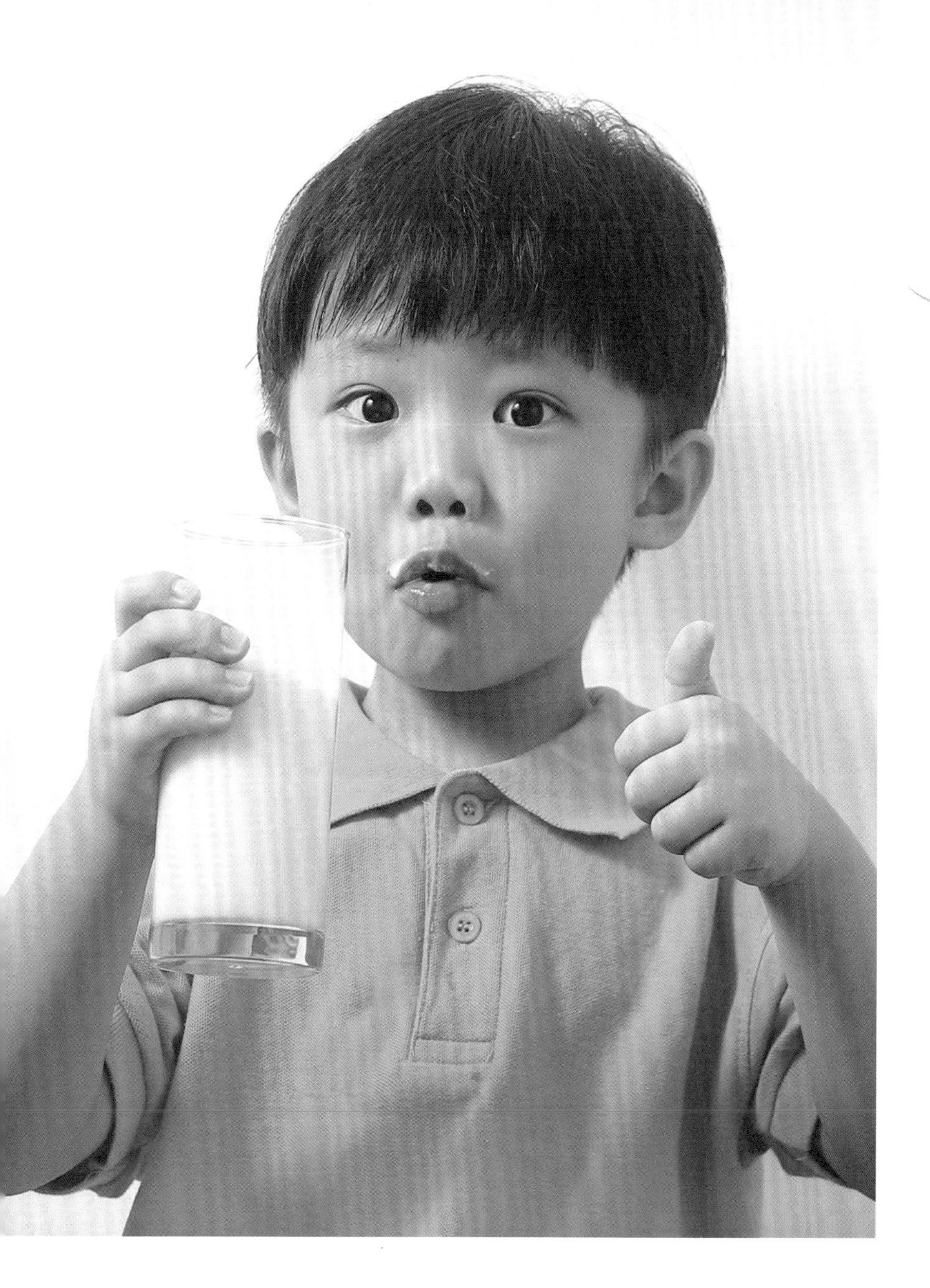

惡病質的營養支持原則：

◎每天提供不同的食物，可增加進食樂趣。

◎少量多餐，讓病人飢餓時，隨時就能拿到食物。

◎可找些高熱量又好喝的濃縮食品，如：濃湯、奶昔等。

◎提供容易吞嚥、不需太過咀嚼的食物。

◎鼓勵水分的攝取。

非必要，不要亂打白蛋白、全靜脈營養針

在這裡，也要提醒兩個病患常見的迷思。

一、白蛋白並不是營養補充品

白蛋白負責體內水分與電解質的平衡，可運送養分與藥物到組織中。當病患水腫很嚴重時（通常是重症、癌症病人），醫療人員通常會搭配利尿劑使用，避免情況持續惡化導致器官衰竭而死亡。小小一罐五十毫升約要一千八百元左右，一個成人一次約需五至六罐，一次就要花掉一萬多塊。

不少病人會以為白蛋白是種「營養補充品」，常向醫療人員要求施打。其實過去並沒有研究顯示非必要施打有助改善疾病痊癒後。而且就算有需要，大約兩、三週補充一次即可。因白蛋白在身體內的濃度最多也是二到三週後就會代謝，多打並無益。

二、全靜脈營養針，有必要才打

另一個多打無益的，則是全靜脈營養針。通常用在虛弱難以進食或燒、燙傷病患身上，因身體已無其他方式可獲得營養，便將胺基酸、葡萄糖、脂肪酸等營養素直接注入血液中。

但一來，營養針也是自費，且所費不貲，二來，營養針的注射也會增加細菌感染機會，在非必要情況下施打，反而增加不必要的風險。

因為注射過程，血液長時間處於營養濃度高的狀態，對血管會產生刺激性，也容易造成細菌、黴菌類的感染。畢竟人體的血液平時沒那麼營養，當血液變得營養，對細菌來說也會是個好的繁衍環境。

少數情況像是癌症手術後的三、四天內，有時會因傷口尚待恢復暫時不建議進食，打一週左右的營養針是可接受的。

藥物輔助

雖目前尚無一種有效治療惡病質的藥物，但若食慾不振持續無法改善，臨床上也可運用一些藥物來輔助。

・黃體素（Progesterone）

黃體激素本來就有增加食慾與體重的效果。而目前已被核准用於治療癌症惡病質的兩種合成黃體激素為：Megestrol 與 Medroxyprogesterone。若符合惡病質定義[註1]健保也有給付。通常在服用一週後，食慾才會開始逐漸改善。唯對黃體素過敏，或有血栓、糖尿病患者、腎上功能不全等患者，需要特別謹慎使用。

（註 1：在過去六個月內體重減輕超過原有體重 5%；BMI 小於二十者，體重減輕超過 2%）

・類固醇（Steroids）

可提升食慾跟精神，通常會用在淋巴癌或腦轉移的病患。但因長時間服用有可能抑制免疫系統，若病人免疫力不佳，在使用上就得特別小心，避免掩蓋較嚴重的感染症狀。類固醇也可能會造成高血糖、夜間精神亢奮、感染等情況。因此，較不適合糖尿病患或免疫功能低下者。

・希普利敏液（Cyproheptadine）

原本是針對流鼻水、鼻過敏的抗組織胺用藥，也有提升食慾的效果。如果病人剛好有感冒又有食慾不佳的狀況，就有可能會選擇此類藥物，並給予較高的劑量。副作用是口乾、嗜睡。

・抗憂鬱劑（Cyproheptadine）

原本是用在憂鬱症的治療，病人常發現會有促進食慾、變胖的副作用，但用在癌症病友身上剛好可改善食慾不振的問題。

以上的藥物，如果病患已經有明顯的惡病質，通常就會直接給予上述提到的黃體激素藥物。其他的藥物，則是看病患是否剛好有需要這類的藥物，不會專程用來治療惡病質。例如類固醇，若病患有腫瘤腦轉移或腎上腺低下、惡性淋巴瘤、多發性骨髓瘤等，因治療過程中本來就可能會碰到類固醇的處方，就可以搭配使用。

另外，在治療期間，很多化療病人常會因嘴破而無法進食，也可以利用一些口腔噴劑或漱口水改善。

漱口水：一般會建議購買無酒精的漱口水或含優碘的漱口水，因為酒精成分刺激性較強，會讓傷口疼痛情況更加嚴重。

口腔噴劑：若是因免疫力低下，導致念珠菌感染，嘴巴出現一塊一塊的白斑，通常可使用抗黴菌的藥物的噴劑或漱口水來改善疼痛。如果是因為放射治療後，黏膜破損，則可選擇含有玻尿酸、表皮生長因子等噴劑，幫助粘膜的修復。

市面上種類多元，建議要親自試用過後依個人情況選擇，並且在價錢跟效果間取得一個最大的平衡。因為噴劑的效果因人而異，有的病人對某一款噴劑反應良好，但用在另一位病人身上，卻反應無效。現在有些廠牌也會提供試用包，加上噴劑價格並不便宜，可以先要求試用再做選擇。

不過，若病人真的血球降低、免疫力很不好而造成嘴破，有時候藥物也幫不上忙，還是得等身體的狀況漸漸回復時，嘴破的狀況才會改善。

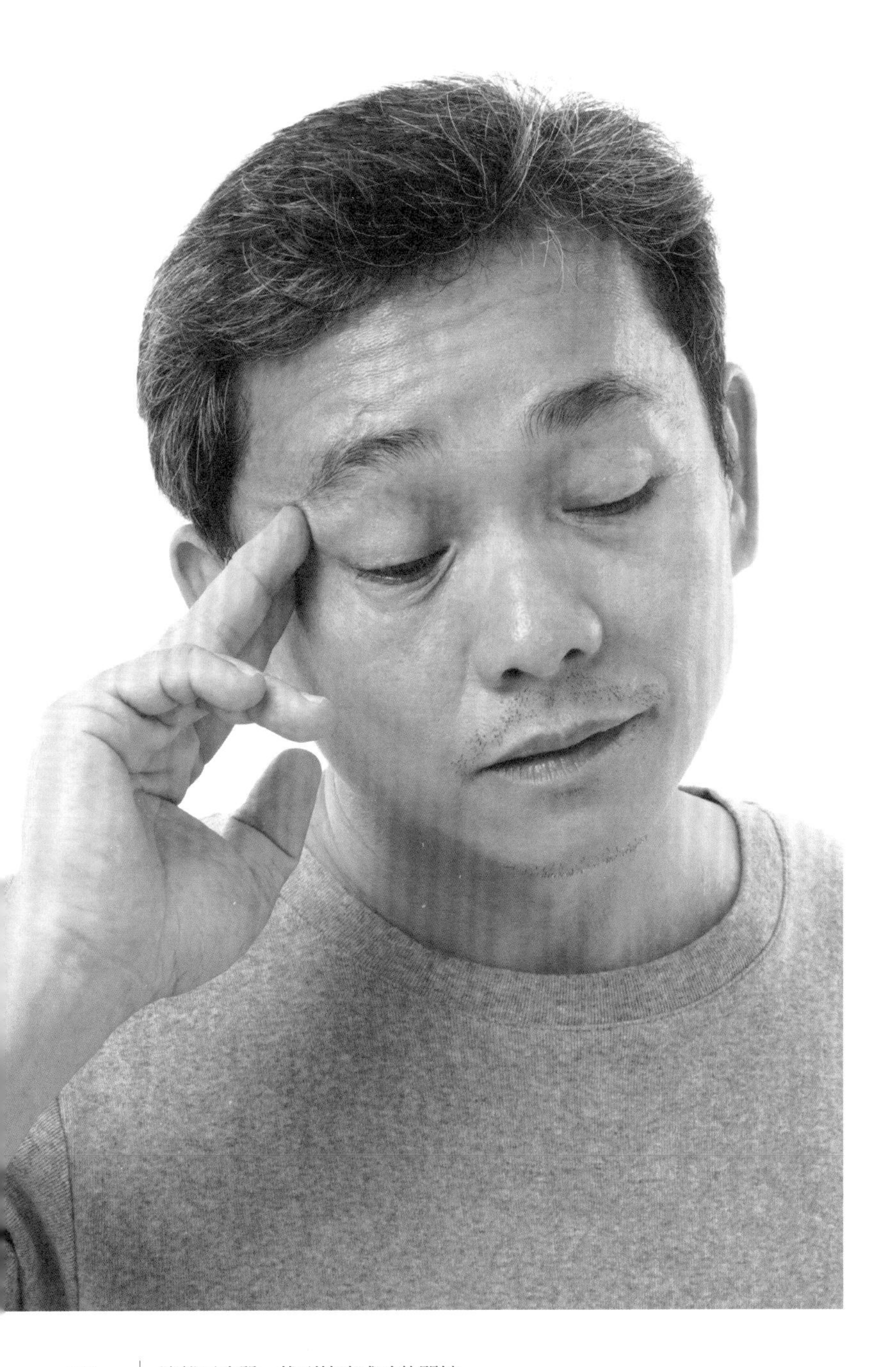

心理療法

有些時候，病人的食慾不振是跟病患的精神困擾有關，且腫瘤本身也可能帶給病患心理壓力，引起憂鬱、情緒低落。台灣過去的調查也曾發現，乳癌病人約二至三成有心理方面的困擾。

其實心情愉快與否，也會影響到病人的免疫力，並不能因此忽略了它的重要性。如果病患或家屬發現在治療的過程中經常情緒低落、感覺沮喪、有負面的想法，現在很多醫院也有腫瘤身心整合門診（或心理腫瘤門診、腫瘤心理諮商等），不妨向醫師提出，轉診給相關科別協助。

遠離惡病質：吃得好，人才會好

台灣癌症基金會營養師 鄭欣宜
整理 李佳欣

癌症病人的營養需求主要有兩個層面，維持身體正常運作的基本需要；提供因腫瘤生長、感染、貧血與治療過程中所需要的能量，使身體有能力修補、重建組織，維持免疫系統的運作機能。因此，在飲食上最重要的原則就是「均衡飲食、增加熱量與蛋白質」。

一、均衡飲食：五大類食物都應該均衡攝取，不應挑食

- 五穀根莖類（1.5到4碗）：米飯、麵、麵包、稀飯、地瓜、南瓜、玉米
- 蛋豆魚肉類（3到8份）：蛋、雞肉、魚肉、蝦、貝、豆腐
- 低脂乳品類（1.5到2杯）：乳酪、鮮乳
- 油脂與堅果種子類（油3到7茶匙；堅果種子一湯匙）：核桃、杏仁、開心果、腰果、葵瓜子
- 蔬菜類（3到5碟）：綠色葉菜、紅蘿蔔、香菇、瓜類、彩椒
- 水果類（2到4份）：香蕉、西花、葡萄、鳳梨、芭樂、小番茄

（建議份量為一名一般活動量成人每日的總量。乳品類一杯為兩百四十毫升。）

二、增加熱量與蛋白質的攝取：應比正常人的攝取量再增加一些

其中，熱量計算方式為：體重×35大卡（活動型態輕度×30；重度×40），一天至少要吃到足量甚至高出一些也無妨。

蛋白質的估算方式，則可做較精確的計算。一般來說，正常成年人的每日蛋白質攝取量公式為「每公斤體重 × 一公克蛋白質」，也就是說體重六十公斤的人，每日蛋白質建議攝取六十公克。但癌症病人在治療前就要開始逐漸調整攝取量，於治療中、後期需求量最高，等康復階段，才逐漸變回一般人的標準。不過，平常吃東西不容易計算蛋白質的含量，我們提供一些常用的食物給大家做參考。假使以每七克蛋白質為一份：

- 魚、肉：半個手掌大，或兩個塑膠湯匙，約四隻蝦。
- 海鮮：蝦約四隻，牡蠣、蛤蜊三個塑膠湯匙。
- 蛋：一顆。
- 豆製品：豆包三分之二個、黑豆干三分之一塊、傳統豆腐兩小格、嫩豆腐半盒、三角油豆腐兩個、豆漿兩百四十毫升。

蛋白質需求量 = 理想體重 × 療程階段的蛋白質需求量	
一般健康人	0.8 ～ 1.8 g/kg（依每日活動強度而有不同）
治療前期	1.2 ～ 1.5 g/kg
治療階段	1.5 ～ 2.0 g/kg
康復階段（小於一）	1.0 ～ 1.2g/kg
康復階段（大於一）	0.8 ～ 1.0g/kg
總蛋白質量 /7 = 一天所需蛋豆魚肉份數	

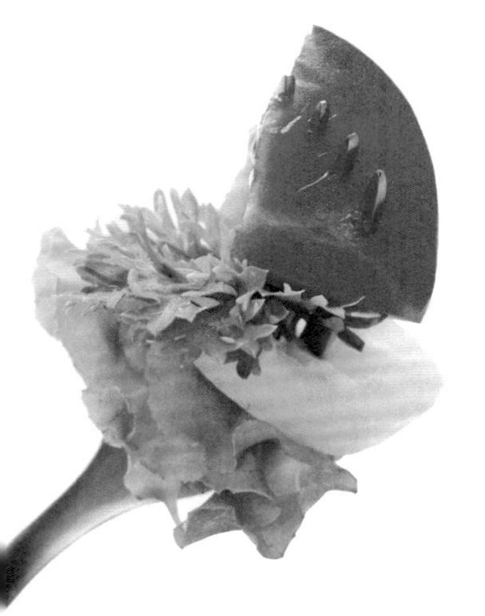

如何增加熱量與蛋白質的攝取？

因為飲食是種習慣，很多人一開始聽到營養師說要調整飲食，都會覺得很頭痛，其實只要改變烹調方式或一些料理的步驟，就可以輕鬆地增加平時飲食中的熱量。可先謹記這個原則，吃起來愈濃、稠、厚實的，通常熱量愈高。

- 料理熱量的多寡為：油炸>焗烤>油煎>油炒>滷>水炒、烤>清蒸、水煮
- 肉類可裹粉料理：香煎肉排、煎鱈魚、粉蒸杏包菇、粉蒸肉
- 湯料中加入太白粉勾芡：濃湯、燴飯、炒蔬菜時芶芡
- 蔬菜類、海鮮類可作成煎餅：蔬菜煎餅、大阪燒
- 調味時，也可多利用糖醋、甜辣醬、番茄醬、醬油膏等方式，有助增加食慾。
- 在平時常吃的料理中，添加食材烹煮拌炒：燙青菜改成青菜炒肉絲、炒蛋變成滑蛋牛肉、白飯變成地瓜稀飯或肉絲炒飯。

此外，食物切割方式也會影響吸油面積，切越小片、越細，代表接觸面積越大，越易吸油。

隔餐之間，也可吃一些點心。但因為點心的含糖量、油脂通常較高，最好選擇蛋白質含量較高的類型。像是茶碗蒸、豆漿、豆花、木瓜牛奶、焗烤馬鈴薯等，都是不錯的選擇。

除了增加蛋白質與熱量，也可以考慮補充魚油。因魚油中含有豐富的多元不飽和脂肪酸 omega-3，可抑制會引起營養代謝紊亂的發炎前驅物質，減少肌肉中的蛋白質流失。因較無副作用問題，大部分病患都可服用。

只是要特別注意的是，深海魚油可能含有含鉛或重金屬的疑慮，市面上魚

油種類也非常多，比較難確保品質，也可以多從食物中來攝取。omega-3系列的脂肪酸包括EPA、DHA和α-亞麻油酸，其中人體可以利用α-亞麻油酸來製造出EPA與DHA。

油脂類：亞麻仁、菜籽、大豆等蔬菜油中含量較豐富。

肉類：天然的魚類中含量都很豐富，其中又以鮪魚、鯖魚、沙丁魚、秋刀魚、鰻魚等含量特別高。

不吃肉者，也可從藻類、堅果類中來攝取，尤其核桃、松子、葵瓜子、芝麻、亞麻仁籽等，含量都很豐富。

要特別提醒大家的是，很多人都認為雞湯中的湯是燉煮後的營養精華，其實在雞肉燉煮的過程中，雞肉中的蛋白質只有不到十分之一可能隨著燉煮進入湯水中，很多人認為雞湯香醇、喝起來特別營養，最主要是因為脂肪的緣故。因此，如果要補充「營養」，喝雞湯時一定要把肉也跟著吃下去。

有種說法認為魚油會產生抗藥性，但其實現有的研究與臨床上，都沒有看到這類的情況，不需要太擔心。

沒有食慾、嘴破，食不下嚥時，該怎麼辦？

三餐是癌症病患最重要的能量來源，但治療期間的副作用常會阻礙了進食，使癌細胞有機可乘。發生副作用時，該怎麼吃？

嘔心、嘔吐時

- 鼓勵少量多餐，避免產氣性食物，勿食堅硬難以咀嚼的食物，並細嚼慢嚥。
- 減少重口味、辣味食物及高油脂食物。
- 可食冰冷、清淡、甜份不高的飲料。
- 可吃酸味食物以抑制噁心、嘔吐，例如：酸梅、八仙果、陳皮等
- 選擇個案喜好的食物，注重食物的性質、色、香、味、量，及氣氛的營造。
- 化學治療前後勿大量進食及應限制液體攝取。
- 早上起來可以吃乾性的食物，例如：吐司、蘇打餅乾等。

味覺改變時

- 避免味道較濃的食物，例如：香菇、洋蔥。
- 經常變換質地、菜色的搭配及烹調方法等，以增強嗅覺、視覺的刺激。
- 含蛋白質豐富之食物包括新鮮魚類、雞肉類、蛋類、豆腐類等。
- 肉類可用酒或調味料醃製，改變風味。
- 食物中可添加蔥、薑、蒜、九層塔、芹菜、香菇、洋蔥、五香、八角等辛香料以增加食物風味。
- 多攝取含鋅的食物。

腹瀉

- 水瀉時可飲用清淡流質飲食讓腸道獲得休息。
- 要多喝水，以免腹瀉嚴重造成脫水。
- 流質飲食無法提供足夠營養，因此以不超過3到5天為原則。
- 避免可能會導致腹瀉及痙攣的高纖維食物。
- 可以選擇吃低纖維食物：清粥、白米飯、麵條、白饅頭、白土司；嫩豆腐、豆花、蒸蛋、水煮或清蒸的魚類、去皮的雞肉或火雞肉；香蕉、蘋果泥等。
- 避免咖啡、茶、甜食、含糖飲料、汽水、產氣食物、油炸、油膩或刺激性食物。
- 避免食用牛乳及乳製品等含乳糖的食品。

腹脹

- 避免食用易脹氣的食物、粗糙多纖維的食物，如豆類、洋蔥、瓜類、牛奶、碳酸飲料等。
- 正餐當中不要喝太多湯汁及飲料，最好在餐前30至60分鐘飲用。
- 若有不適，可以輕微運動或散步來減輕腹脹感。
- 少吃甜食。
- 勿食口香糖，進食時勿講話以免吸入過多的空氣。

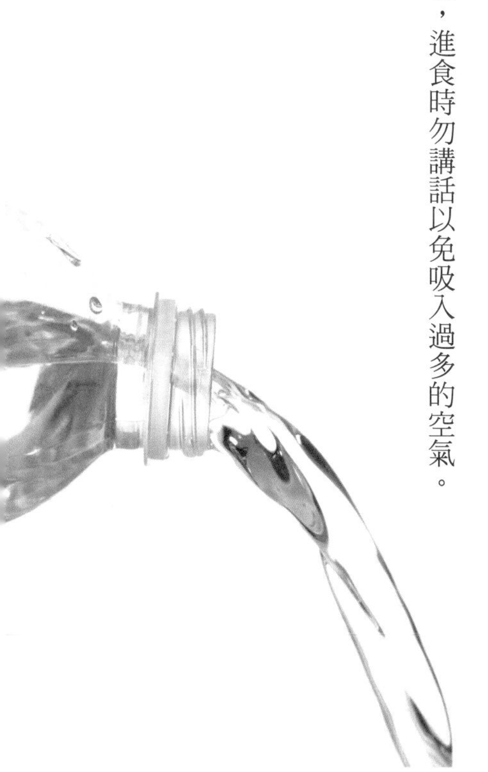

腹痛、腹部痙攣

- 避免食用易脹氣、粗糙、多纖維的食物，例如：豆類、洋蔥、馬鈴薯、牛奶、碳酸飲料等。
- 避免食用刺激性的食品或調味品。
- 少量多餐，食物溫度不可太熱或太冷。

口腔潰瘍

- 避免酒、碳酸飲料、酸味強、調味太濃、醃製、溫度過高或粗糙生硬的食物，以減低口腔灼熱感或疼痛感。
- 補充維生素B群。
- 嚴重時請醫師評估是否使用鼻胃管。
- 注意水分攝取，可利用吸管吸吮液體食物，例如：運動飲料、果汁。
- 可攝取較稀的稀飯，或採軟質的食物，例如：豆腐、豆花、果凍類等的食品。
- 採高蛋白、高熱量的飲食。
- 保持口腔清潔，常漱口，以促進食慾。

吞嚥困難

- 少量多餐。
- 選用流質或軟質等容易吞嚥的食物，例如：濃湯、滑蛋粥、豆腐粥；或以勾芡方式增加潤滑感。濃稠食物較易吞嚥，可利用食材增加食物濃稠度。
- 選用含水量高的食物，或是食物拌入湯汁，幫助吞嚥。麵包、饅頭、蛋糕、餅乾等，可用牛奶、豆漿、果汁等泡軟，再用湯匙餵食，可以避免麵包太乾難以吞嚥，或被餅乾渣嗆到。

- 口腔若有發炎或傷口時，應避免粗糙生硬太辣或太黏的食物。
- 選擇合適進食的姿勢，將頭頸傾斜某方向以利吞嚥。

白血球低下

- 注意個人衛生、用餐前洗手。
- 忌生食、醃漬加工、油炸或飽和脂肪食物。
- 避免生菜、水果、醬菜加工醃製品、生魚片、隔餐食物、含菌食物（優酪乳、養樂多）。
- 以殺菌包裝 100% 純果汁取代水果攝取。

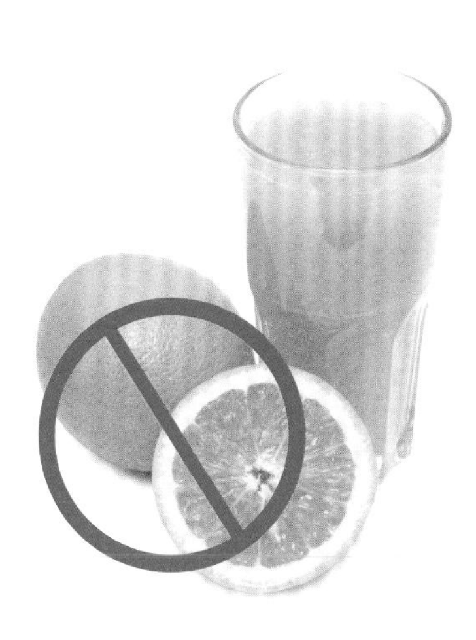

Part 4

中醫輔助，三階段預防惡病質

台北市立聯合醫院林森中醫昆明院區院長 許中華
文字／整理 李佳欣

大骨枯槁，大肉陷下，胸中氣滿，喘息不便，其氣動形，期六月死。
——《素問．玉機真藏論》

癌症惡病質，又可稱為癌症惡體質。

當病患因癌症的病情出現體重減輕、倦怠無力、厭食、易脹易飽、噁心、嘔吐、味覺改變及嗜睡、失眠，睡眠障礙，面色蒼白、貧血、消瘦憔悴、電解質不平衡等情況，且除了生理，還伴隨有心神不寧，焦慮，憂傷，恐懼等情志問題，我們就可會判定患者屬於癌症的惡體質。

因為身、心、靈都變得脆弱，病人的生活品質、社交會變得很差，也容易發生感染、栓塞、心衰竭甚至死亡的危險。

癌症惡病質的中醫觀點：趨向氣血陰陽俱虛

中醫古籍中並沒有正式記載「癌症惡病質」的病名，但若仔細來研究，其實有許多症狀的描述與癌症惡病質頗相似，也有不少論述提及如何以中醫藥為病患進行調理改善。

例如在《素問．玉機真藏論》中提到，「大骨枯槁，大肉陷下，胸中氣滿，喘息不便，其氣動形，期六月死」，其中描述的病狀就與晚期癌病合併癌症惡病質非常相似。

中醫學認為惡病質並非獨立的疾病，它可發生在許多疾病的過程中。癌症常有「本虛，標實證」的說法。本臟有虛，再加上實邪來襲，疾病便產生。本虛標實時間蘊久，癌症便有機會發生。

而癌症惡病質末期，於中醫證型趨向於「氣血陰陽俱虛」，基本上不單純屬於實熱證。

中醫如何改善惡病質？辯證、扶正、祛邪以對治

要提升病人本身的正氣，進而提高生存品質，延長生存時間，就必須採取「扶正祛邪法。」

基於癌症惡病質治療現狀，中醫的介入著重在整體治療的觀念、經由辨證論治的思考，依循傳統醫學指導，以扶正為本，兼以祛邪。調理臟腑陰陽氣血功能，以期盡力提高患者的生活品質，延長存活期。其中，因研究顯示癌症病人往往有氣虛現象，「補氣」是治療中的重要原則。

因此，中醫經常用「以益氣為主，兼佐養肝、滋陰顧腎、溫腎助陽」的法則來治療癌症惡病質，並針對各種副作用，給予不同的調理方式。

國內目前也有許多醫療院所都在發展中西醫共治癌症的模式，最常見的情況就是在治療出現副作用後轉介中醫，透過中藥方帖、針灸、溫灸、穴道按摩等方式緩解症狀，使患者能持續接受治療。

不過，其實，癌症治療中的每個階段都可以透過中醫的介入達到輔助治療的效果。

治療前：發現者

初期診斷出癌症後，中醫可透過把脈得知病患最原始的癌病脈證。這時候，就可依患者體質予以「扶正」、「祛邪」。這兩種方式有時並用，也有時或先、或後進行。

治療期間：保護者

西醫療法長於驅邪，但攻邪之藥會傷正氣，扶正太急也會留邪。開始治療時，可利用中醫擅長固本的優勢，加以正氣、扶虛，或者定期把脈，確認肝、腎正氣是否足夠。

如：開刀後，首重「正氣」，以增加體力、加速傷口恢復；化療後，則以「排毒」為主，「正氣」為輔，以減少副作用、顧肝固腎。有時候，也會視情況給予抗癌、驅邪、苦寒的藥物。若是接受電療，因屬火熱、攻血法，易傷及體內津液，所以會以滋陰為目標。

針對不同的副作用，中醫還會進一步做問聞辯證，並給予不同的治療介入與營養建議。（可參考第122頁：中醫如何緩解副作用？）

我也提供一些藥膳料理，以「黃耆」、「人參」等藥膳入菜，供癌友們參考。（見第153頁）

一旦能改善副作用，就可避免病患因治療的不適影響營養攝取，降低惡病質發生的機會。

治療後期：防守者

後期最重要的就是預防復發。

西醫治療後，通常約三至六個月病人才會回診檢查，日後甚至一年、兩年做一次追蹤。但治療後半年，因正氣耗損，是身體最虛的時候，任何一個不小心，就可能讓病邪趁機肆虐。

因此，中醫也可扮演更主動的角色，透過把脈了解身體正氣的恢復狀況、加以調養。

當然，尋求中醫協助之前，最好先與原本治療的醫師、團隊溝通，千萬不要因為怕醫師生氣而刻意隱瞞，過程中，也應讓醫師充分得知正在服用哪些中藥，以免造成交互作用。

小叮嚀：愈貴的中藥材愈好嗎？

要提醒的是，中醫藥材的挑選原則守重安全性，必須確保無農藥、重金屬殘留。患者很難光靠外觀、氣味分辨，因此必須靠政府與醫療團隊來把關。一般來說，只要是來自設有中醫部的醫療院所，都有層層檢驗的把關機制，民眾可安心服用。此外也可以是否有 GMP 認證的藥廠加以辨識。

至於朋友推薦、來路不明的中藥則因較難追蹤來源與製程，不建議嘗試。尤其若有人推薦特別昂貴的藥材，千萬不要輕信。就我多年的治癌經驗，「好的中藥一定是人人都負擔得起的」。

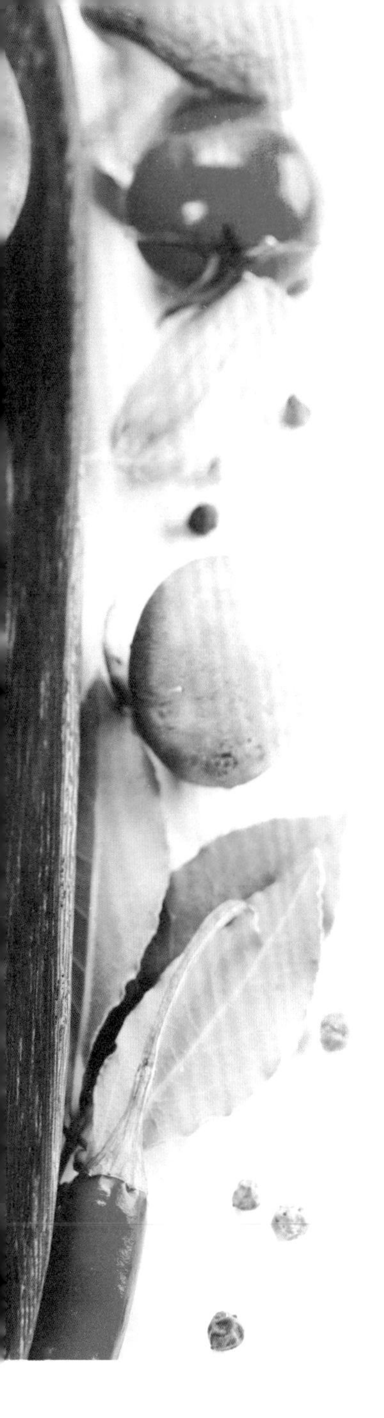

給癌友的悄悄話

除了以傳統扶正療法調理病患之外，我也會以自己的體驗，教導病人從身心靈的淨化改變自己。多數人很容易忽略我們原本就具有的自淨自療能力。其實只要找回本能並且確實執行，就是最好的養生與治療。

日前，我有位58歲罹患子宮頸癌的患者，三、四年前發病治療至今，所有可用的藥物、化療、電療都做了，但是癌細胞仍然充滿全身。病人也發生惡體質的狀況，全身無力必須坐在輪椅上，全身瘦骨嶙峋，吃不下飯也沒有什麼求生意志。當時醫師曾跟她的家人說，病人只剩三個月壽命，家人也一度考慮讓她接受安寧療護。

後來，她加入了我們的中醫日間延長照護計畫，每日的白天來到醫院接受中醫的輔助治療。在藥師、營養師、護理師共同扶正調理下，她調整飲食，也接受針灸、推拿、針灸、練習氣功。經過一個月後，病人氣色、食慾好轉，體重開始增加，現在還可以自己騎機車來醫院。

其實，如果從廣義來講，「扶正」也包含了營養、運動、心靈等層次。

「身要動，但心要靜、要淨化」，這是我在臨床常給病患的建議。身動有很多種形式，走路、散步、氣功、太極，只要合適自己的都不錯。心淨比較深廣，藉著鍛練收攝心念或依靠宗教信仰等，都能達到心淨效果。許多病患經過身心靈一起調理，在心情靜下之後，確實消除了恐懼，進而改變自己。安定下來，對病情會有幫助的。

中醫如何緩解副作用？

癌症病人，面對手術，放射線治療或化學治療後，種種不適症狀，這些病人該當如何處置，如何調理，以及準備飲食呢？下列，有一系列方法，供作參考。

一、體重減輕

原因：

- 施行切除腫瘤或鄰近組織的外科手術。
- 療引起的副作用，如噁心嘔吐、腹瀉，使得養份吸收不良。

中醫之辨證分型：

本症屬中醫脾虛的範疇。主要症狀有肌肉消瘦、四肢倦怠、食慾減少、進食則腹脹、大便稀水等。其中，以寒熱再細分兩型：

- 陽虛：除脾虛基本症狀外，還有毛髮乾燥，大便含有不消化食物，腹脹噯氣。
- 陰虛：除脾虛基本症狀外，身體眼白唇色暗沉，舌根硬不靈活，口咽吞嚥困難。

中醫調養原則：

- 中醫認為體重減輕與脾胃運化功能密切相關，因此，若發生體重減輕，必須更重視生活中的飲食禁忌。除忌食生冷油膩、辛辣油炸的食物外，更需在合理範圍內增加運動、改善脾氣運化功能。
- 若患者具有其他飲食方面障礙，如吞嚥困難、食欲不振、口破等。仍需由問題源頭一併處理方是解決之道。

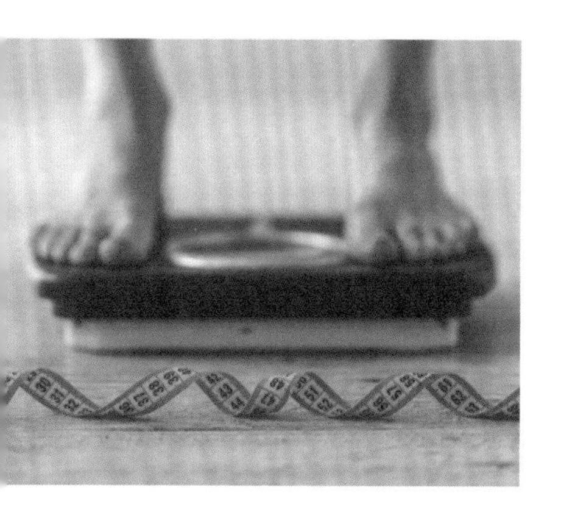

二、食慾不振

原因：

- 腫瘤的生長。
- 施行切除腫瘤或鄰近組織的外科手術。
- 化學藥物治療引起的副作用，如噁心、嘔吐、腹瀉等，使營養吸收不良。
- 放射線破壞味蕾。
- 心理因素。

中醫之辨證分型：

- 氣虛：不思飲食、食後腹脹，或吃一點點東西就想吐。呼吸短促懶得說話，倦怠沒力氣。
- 陽虛：飲食沒味道，沒有飢餓感。進食稍多則上腹悶脹想吐，腹部隱隱做痛或陣痛，熱敷或按壓則症狀改善。疲倦，四肢末梢溫，大便稀水。
- 陰虛：口乾想喝水、皮膚乾燥、大便易乾燥等症狀。
- 氣滯：胸悶不舒服，兩側胸脅脹悶感，常常唉聲嘆氣，情緒不佳、打嗝等症狀。
- 痰濕：胸悶塞感，脹滿不舒服，噁心想吐，頭暈目眩等。

中醫調養原則：

- 患者應多注意精神調節，心情舒暢可幫助體內氣機運行。於飯前、後進行輕微運動更能調暢體內氣的運行。
- 飲食有節，以少量多餐為主。盡量避免精緻甜食、油膩辛辣、寒食冷飲及難以消化之物，以免損傷胃脾之氣、加重食慾不振。
- 可於飯前食用一些開胃健脾的食物促進食慾，如橄欖、陳皮、山楂、生薑等。

三、噁心、嘔吐

原因：

化學藥物或放射線治療所引起。

中醫之辨證分型：

- 食滯：嘔吐物有酸臭味，腹部脹悶感，噯氣厭食，大便或稀或乾硬。
- 痰濕：嘔吐物多為清水或口水，不想吃，頭眩心悸。
- 氣滯：嘔吐吞酸水，噯氣頻繁，胸脅滿悶作痛。
- 氣虛：食慾不振，食物難消化，噁心嘔吐，上腹部悶悶的，常吐口水，大便無力不通暢。
- 陽虛：飲食稍多就想吐，時發時止，面色白，倦怠無力，喜暖怕冷，四肢冰冷，口乾而不想喝水，大便稀水。
- 陰虛：嘔吐反覆發作，乾嘔吐不出東西，口乾舌燥。

中醫調養原則：

- 西醫認為嘔吐患者可藉冰涼的飲料減輕消化道中發炎程度，並減輕嘔吐感。中醫對消化道發炎的患者，也會建議暫時飲用稍涼的果汁減輕嘔吐。但溫度以攝氏15度上下為主，切勿過度冰涼以免傷及胃氣。
- 可根據病情及病人喜惡，或熱飲或冷飲，以減輕嘔吐為優先考量。
- 服藥以少量頻服為佳，以減少胃部負擔，使之逐漸得到藥力。
- 可於飲食及藥湯中增加薑汁減低嘔吐感。

四、味覺改變

原因：

- 化學藥物或放射線治療所引起。
- 腫瘤的生長。

中醫之辨證分型：

中醫對味覺改善會以口中味道改變情況為辨證依據之一。

- 肝火：口苦咽乾、頭痛目眩、忽冷忽熱、兩側脅肋悶脹感、心煩想吐、胃口減少、小便色黃。
- 濕熱：口中發甜，容易口乾想喝水、想吃很多。嘴巴破、舌頭破，大便乾，小便黃。
- 氣陰虛：口甜，口乾但並不會想多喝。呼吸短促無力，不想吃喝，肚子脹，大便或稀或乾。
- 腎陰虛：口鹹，口乾舌燥、頭昏耳鳴。腰膝痠軟、手腳心熱，晚上睡不好。
- 腎陽虛：口鹹，全身倦怠，呼吸短促沒力氣。怕冷，也手腳冰冷、腰腿無力、夜間頻尿。
- 肝強脾弱：口酸口苦、胸脅滿悶作痛、常常嘆大氣或面紅眩暈、大便乾硬。

中醫調養原則：

不論任何種類的味覺改變，中醫對飲食方面皆忌燥熱、辛辣等味道濃厚的食物或調味料。這類食物多屬於「發物」如：海鮮、麻油、堅果類食物，多食則會耗氣傷陰，更會加重嘔吐的情形。建議患者飲食更要依味覺的改變而有所調整。

對不同辨證分型的患者，中醫對治方如下：

- 口苦：宜涼飲或酸性食物以滋陰降火，如檸檬汁。
- 口甜：宜因虛實有所不同。實者，宜多食清熱瀉火之物，如豆腐、白菜、莧菜等；虛者可多食清潤滋補之物，如蓮子、淮山等。
- 口鹹：宜因寒熱有所不同，但皆以清淡為主。陰虛者宜進食滋陰補腎之物，如何首烏、枸杞、干貝、山藥等；陽虛者宜進食溫腎壯陽之物，如鱔魚、栗子、核桃、白果等。
- 口酸：涉及肝脾兩臟，各有不同的適宜食物。如肝熱者，宜進食清涼酸收之品。脾弱者，則以健脾暖胃為主。

五、舌麻

原因：

服用某些藥物引起。

中醫之辨證分型：

- 血虛：舌色淡而麻，面色蒼白或萎黃，心悸。呼吸短促，失眠多夢，健忘。
- 陰虛：舌麻而硬，說話不順利。易頭暈、頭痛，或突然昏倒，半身不遂。
- 痰阻：常兼夾有其它病因，故表現亦不一。若為夾風，則舌麻而硬，頭暈目眩，四肢麻木，肢體半側沒力；若夾火，舌色紅而舌麻舌硬，頭暈目眩，耳鳴口苦，煩躁易怒。

中醫調養原則：

- 舌麻並無特殊禁忌，但因感覺遲鈍，故於進食時應小心咀嚼。
- 舌麻屬血脈瘀阻之見症。故可藉由八段錦等功法，促進體內氣血流動以改善瘀阻。

- 一般而言，舌麻若無影響進食功能不需特別治療，僅以功法改善血瘀為主。但若舌麻夾帶其他不適，則以整體為主一併治療。
- 導致舌麻有可能是許多嚴重疾病的徵兆（如腦出血、周邊神經病變等），故若有舌麻情況請告知有中西背景的醫師或癌症主治醫師，以判斷疾病輕重。

六、癌症口乾

原因：

- 放射治療的部位在口腔時，唾液腺被破壞。
- 治療後期，引起黏膜發炎喉部有灼熱感。

中醫之辨證分型：

- 陽盛：口渴，喜冷飲或不想喝水。下午特別覺得熱，心情煩躁，便秘，小便色深。
- 陰虛：口乾舌燥，尤其夜間明顯。心煩失眠、頭暈目眩、手腳心發熱或潮熱。
- 津傷：口渴、喉嚨乾，鼻內乾燥、乾咳無痰、皮膚乾燥、大便乾硬。
- 痰濕：口乾但不想多喝水或喝不多，胸部悶，胃口不好，乾嘔，全身沒力，大便黏或解不乾淨。
- 飲停：口舌乾燥但不想喝水，喝水後不舒服或想吐。頭暈目眩、肚子脹。身體有沉重感或肢體浮腫，小便不順。

中醫調養原則：

- 可服用白木耳、黑木耳、海參、桑椹、山藥、山竹、生鮮瓜果等屬涼潤的食物改善口乾症狀。
- 避免油炸食物、辣椒、胡椒、沙茶醬等辛辣厚味，或是龍眼、荔枝、榴槤、芒果等熱性水果。

- 即便天冷時，也不應吃溫補或燥熱食物，例如羊肉爐、薑母鴨、酒、花生等。
- 少量頻服溫開水。
- 服用刺激唾液分泌的食品，如酸梅、無糖口香糖、維他命C嚼片等。
- 吃東西後要勤刷牙確保口腔衛生。

七、口腔潰瘍

原因：

- 化學藥物。
- 頭、口腔因放射線治療所引起。
- 病毒感染。
- 腫瘤引起。

中醫之辨證分型：

- 心脾熱：口瘡灼熱疼痛，傷口鮮紅。心煩失眠，口渴口臭，大便乾，小便少而色黃。
- 肺胃熱：口瘡發病急，數量多。喉嚨痛，咳嗽口渴，便秘、尿色黃。
- 陰虛火旺：口瘡反覆發作，口乾、喉嚨乾。頭暈耳鳴，失眠多夢，心悸健忘，手腳心發熱。
- 陽虛浮火：口瘡傷口色淡，面積大而深，久久不癒合。腹脹胃口差，頭暈沒力，大便軟，腰痠，口淡沒味道。

中醫調養原則：

- 勤漱口，可用中藥煎劑漱口，以去除食物碎屑及汙物以保持口腔清潔。
- 可常叩齒促進唾液分泌，也可減少脾胃運常而生的火氣。

• 實火患者，飲食宜清淡，戒食辛辣燥熱酒食；虛火患者，戒食生冷瓜果寒涼食品。
• 生活起居定時，避免過勞或熬夜而傷神動火。

八、吞嚥困難

原因：

• 治療後期，引起黏膜發炎使喉部有灼熱感，食道狹窄造成吞嚥困難。
• 如頭、頸部接受外科手術，嚴重影響到咀嚼、吞嚥。

中醫之辨證分型：

• 氣鬱：吞嚥有梗阻感、胸悶，心情舒暢時可稍減輕。
• 陽虛：面色白、精神疲憊、怕冷呼吸短促，常常想吐口水，頭面或腳浮腫。
• 陰虛：吞嚥有梗阻感且作痛，固體食物難吞入。但湯水可吞下，外形逐漸消瘦。口乾，大便乾，手腳心熱且心煩。
• 血瘀：胸部疼痛，吃不下而想吐，甚至喝水也困難。大便乾如羊屎，面色暗，外形更瘦，肌膚乾燥粗糙。

中醫調養原則：

• 局部燒灼、刺痛多限於氣鬱或血瘀患者，可揉按局部氣血以減緩不適。
• 可在進食前，揉按內關穴以減輕吞嚥困難程度。
• 食物以精、細、軟為原則，在患者能接受的條件下盡可能給予血肉有形之品，以增加營養、幫助身體機能恢復。
• 根據吞嚥困難程度，可分別給予半流或流質，並注意少量多次。並注意過熱、過冷、過硬食物可能會誘發疼痛。
• 精神緊張會加重吞嚥困難程度，注意餐前心理衛生工作。對急躁情緒者予以說服勸慰，並鼓勵緩慢進食。

九、胃部灼熱感

原因：

化學藥物、放射線治療所引起。

中醫之辨證分型：

- 胃熱：胃部灼熱感而兼見渴，喜喝涼飲。口臭，心煩。
- 胃寒：胃部灼熱感，口水多而酸，或伴有胃痛，遇寒冷或進冷食則加重。若得熱飲熱食則減輕或緩解。面白、腹悶，或有食慾不振，肢體沈重感。
- 傷食：胃部灼熱感，常酸水逆流、噁心想吐。討厭臭味，腹部脹滿。但若吐出則症狀改善。
- 血虛：胃部灼熱感而兼見面色白、唇色淡、心悸、頭暈目眩。
- 氣滯：胃部灼熱感、吞酸，胸悶上腹脹、脅痛、口苦、噁心。

中醫調養原則：

病情較重者，當臥床休息，防止一切精神刺激，也要注意保暖，避免受寒著涼。

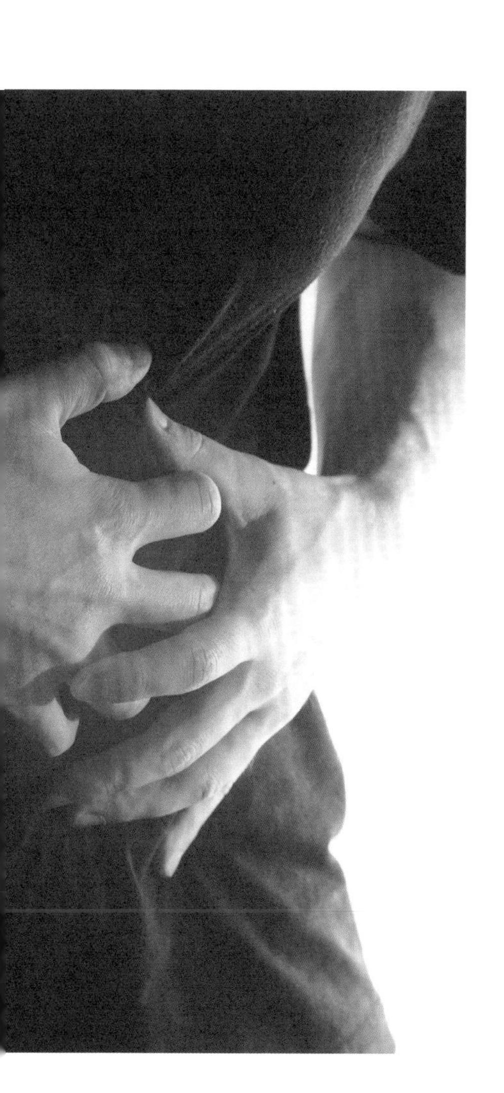

依照不同辯證，應特別注意以下原則：

- 傷食者，飲食要定時、應防止暴飲暴食、過飢或飲食過量。
- 氣滯者，盡量避免煩惱、憂慮，以防其傷肝損脾。
- 胃寒或血虛者，宜進食易消化之食物，忌食油膩、腥味、生冷、粗硬之食物。並以少量多餐為佳。
- 胃熱者，避免辛辣油膩的食物。

十、腹痛、腹部痙攣

原因：

因放射治療部位在肝、胃、胰、膽、十二指腸或下腹骨盆腔，如直腸、膀胱、子宮，而使腸過度蠕動所致。

中醫之辨證分型：

- 寒濕：腹痛突然發作，遇冷加重，遇熱減輕。怕冷，喜歡身體蜷縮起來，口不渴，舌苔薄白。
- 陽虛：腹痛隱隱發作，時好時壞，熱敷按壓可緩解，飢餓及勞累後加重。吃東西或休息後減輕，大便稀水，怕冷、疲倦、言語無力。
- 氣滯：上腹部或兩側脅肋脹痛，痛處不固定。痛牽連腹部兩側、胸悶、發怒或心煩引發腹痛。
- 血瘀：腹痛如針刺，痛處固定不移。按壓加重、腹部脹滿，久久不癒。
- 濕熱：腹痛突然，持續加重，或陣發劇痛。腹部脹滿，按壓加重，口中乾苦，身熱。小便色深黃，便秘或大便解不乾淨，胸悶，打嗝腐臭味或噁心。

中醫調養原則：

- 中醫強調疼痛是由於氣血不通導致，故腹痛者尤需注意寒涼及難消化的食物，以免加重疼痛的程度。

- 飯後勿急跑，或作其他劇烈活動，勿暴飲暴食。
- 養成良好衛生習慣，蔬菜要洗淨炒熟，以防寄生蟲入侵。
- 氣滯者當臥床休息，保持心情舒暢，勿憂鬱發怒。
- 節制飲食，不得過餓或過飽。腹痛時可少食多餐，必要的話暫時禁食，忌食油膩及難消化食物。

十一、腹瀉

原因：

- 腫瘤（如：胰臟腫瘤）。
- 藥物或放射治療傷害小腸。
- 營養不良。
- 消化吸收功能不良。

中醫之辨證分型：

- 寒濕：大便清稀甚至如水樣，腹痛腸鳴。上腹悶食少，怕冷發燒，肢體痠痛。
- 濕熱：腹痛即作瀉，腹瀉急迫、勢如水注、肛門灼熱，大便色黃褐而臭。煩熱口渴、小便短黃、舌苔黃膩。
- 傷食：腹痛腸鳴、腹部滿悶，瀉下糞便臭、瀉後痛減。噯腐吞酸、瀉下伴有不消化之物。
- 脾陽虛：大便常偏軟偏稀、混雜不消化食物。腹脹悶不舒服、食量減少，吃稍油膩就導致大便次數增多。面色暗黃，肢體乏力。
- 腎陽虛：多於清晨時腹痛腸鳴、腹瀉發作、瀉後痛減。怕冷手腳冷，腰膝痠軟。

• 氣滯：平時胸脅脹悶、打嗝、吃得少。心情鬱卒或情緒緊張時，易發生腹痛泄瀉、腸鳴作痛、放屁頻作。

中醫調養原則：

• 寒濕或脾虛者勿過食生冷、肥甘厚膩或酒食無度，以防飲食所傷，脾胃功能失調。

• 濕熱者夏季或梅雨季節，勿多貪涼露宿，或冒雨涉水、久臥濕地，以防濕邪入侵。

• 氣滯者注意情志因素，臥床休息、保持心情舒暢、切忌煩惱。

• 腎虛者注意保暖，勿受濕受涼，以免病情反覆或加重。

• 陽虛者飲食清淡，勿食油膩之物、不易消化之物或生冷瓜果等。

十二、腹脹

原因：

藥物或化學治療使小腸受傷而引起腹脹或過量氣體的感覺。

中醫之辨證分型：

• 胃寒：腹脹，得熱則症減，遇寒冷則加重。口不渴，食量少。

• 氣滯：腹脹、胸脅脹悶，鬱卒發怒則發作，情志舒緩則改善。惡心、吃不下，頭昏目眩。

• 陽虛：腹脹、食慾減退、面色蒼白、手腳冷、身體無力。

• 陰虛：腹脹、口乾舌燥、煩躁不安。

中醫調養原則：

• 中醫認為陰陽不相協調皆會導致氣機紊亂，癌症患者身體虛弱尤易受外界因素影響。應避免精神刺激，保持心情舒暢。

• 又因飲食入於胃，故腹脹患者尤須注意飲食寒熱的影響。

- 胃寒陽虛者，尤重勿食生冷或飲用冷飲；陰虛者，尤忌食辛辣煎炒之食物；氣滯者，則需注重情緒方面養護。

十三、便祕

原因：

- 因放射治療或化學藥劑或止痛藥物所引起。
- 情緒上的壓力造成。
- 缺乏適度的運動。
- 手術後腸功能尚未恢復。

中醫之辨證分型：

- 陰虛：大便乾硬、小便少色深，腹部脹滿，按之作痛。口乾口臭或口舌破，身熱面紅。
- 氣滯：便秘難解、噯氣頻作，腹部悶，腹中脹滿而痛。
- 氣虛：雖有便意但解不出來，如廁要用力，用力則汗出，解便後無力，面色白，疲倦。
- 血虛：便秘量少，面色黃沒光澤，頭暈目眩，心悸，唇舌色淡。
- 陽虛：大便排出困難、腹部發冷作痛。喜熱怕冷，四肢冷、腰膝痠冷。小便清長、面色白、舌色淡。

中醫調養原則：

- 辛辣厚味及酒皆會損傷脾胃陰津，使得大便更為燥結。故宜多食清淡，如新鮮蔬菜等，以滋潤腸道。
- 養成定時排便的習慣。
- 情緒安定，戒憂思鬱怒。

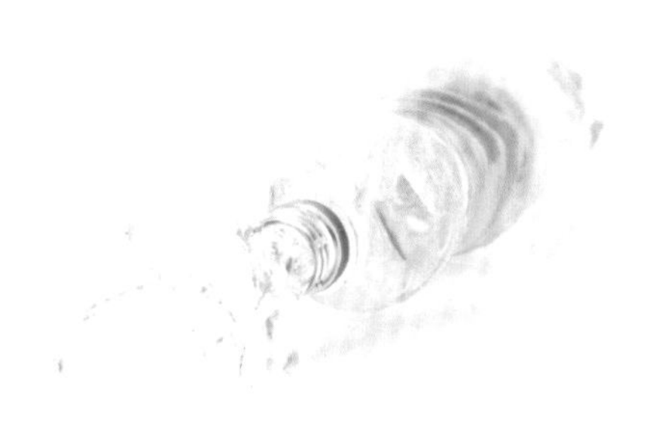

- 體虛或年老患者，應防止用力而致虛脫之變。
- 經常性便秘患者，不應養成服藥通便的依賴性。應從多方面調治，如堅持鍛鍊，心情舒暢，多食蔬菜及飲水，定時排便，均有助改善。

十四、貧血

原因：

- 由於大量出血，或造血機能的損害或造血元素（如：鐵質及蛋白質等）的缺乏所引起。
- 因使用抗癌化學藥物引起嘔吐、腹瀉、食欲不振、吸收不良所造成的維生素缺乏。

中醫之辨證分型：

- 血虛：眩暈，活動加劇，勞動則發作，面色白，唇甲無光澤，髮色澤，心悸失眠，疲倦懶得說話，食量減少，舌色淡。
- 陽虛：眩暈耳鳴、精神萎靡，失眠、多夢、健忘，腰膝痠軟，甚至遺精早洩。
- 陰虛：眩暈耳鳴、精神萎靡，失眠多夢，手腳心發熱，夜間不自覺流汗潮熱。

中醫調養原則：

- 不論陽虛或陰虛者，飲食方面應以陰陽平和為原則，多選擇清淡，而減少肥膩厚味之品。
- 避免精神刺激，戒除煙酒等不良嗜好。
- 節制房事，避免過勞。
- 宜食營養豐富而易於消化的食物以蛋、豆、乳等。
- 加強體能運動，並做到持之以恆。

Part 5

癌友最常誤觸的九大迷思

抗癌過程中，身旁總有許多人熱心分享各種抗癌經驗、治癌良方，想要求證，網路上的文章又眾說紛紜，讓人愈看愈混亂……別擔心，經驗豐富的營養師整理癌友們最常混淆、誤會的九大迷思，一次解決癌症飲食的所有困惑。

台灣癌症基金會營養師　鄭欣宜、張瑀芳
文字／整理　李佳欣

一、吃糖會使癌細胞增生？

癌細胞確實愛吃糖，但要先釐清的是，即便吃進含糖食物，也不代表癌細胞可利用這些糖來獲得能量。

因為吃下含糖食物後，還需透過胰島素的分泌來調節細胞對糖分的儲存、吸收。研究發現，只要胰島素的分泌正常，並不會促使癌細胞增生。

不過，有些食物特別容易造成血糖快速升高，進而刺激胰島素大量分泌，不僅容易增加脂肪囤積，也會促使癌細胞增生。

這種食物稱為「高升糖指數食物（高GI值）」，不見得一定是含糖或吃起來有甜味的東西，而是愈精製、愈多加工、纖維含量愈少、含糖愈高、愈黏糊的澱粉類食物。例如：粥、蛋糕、白米、鬆軟白麵包、果汁等。這類食物，才是應該盡量避免的壞食物。

不過，因為糖可提供熱量、促進食慾、促進血清素的分泌產生愉悅感，在癌症治療過程中，少量服用其實並無不可。只要沒有糖尿病，一般的病友平時還是可適度吃點甜食或含糖食物。

建議精製糖類（如餅乾、紅豆湯、蛋糕、巧克力等）的攝取勿超過一天總熱量的5％。甜點也盡量選擇營養密度較高的蛋白質點心如焦糖布丁、紅豆豆花、蜂蜜蛋糕等。

畢竟，若是因太嚴格忌口而影響食慾，導致營養不良、體重快速減輕，甚至引發癌惡症病質，對於病友的危害可能更大。

當然，平時還是要均衡飲食，多吃未經過加工的食物，像是糙米、五穀米等。

二、酸性食物易引起癌症？

從營養學角度來看，食物酸鹼性的判斷，是把食物燒成灰後加水溶解，再用石蕊試紙測試。當礦物質陽離子多於礦物質陰離子時，就歸類為鹼性食物。

多數蔬菜水果屬鹼性，而動物性蛋白質、精緻澱粉則普遍屬於酸性。另外，食物酸鹼性和口感無關，並非吃起來酸酸的，就是酸性食物。像檸檬味道是酸的，卻是鹼性食物。

身體也有酸鹼度，健康人體正常血液介於7.35～7.45之間，屬弱鹼性。但為確保機能運作正常，身體有許多維持酸鹼恆定的調節系統，不太可能因攝取酸性或鹼性食物，就輕易改變身體酸鹼度。

血液改變酸鹼度可是很危險的事，若血液pH值低於7.35，就稱為「酸中毒」了。像是糖尿病患的酮酸中毒、腎臟疾病的代謝性酸中毒、呼吸酸中毒等，都可能致命。

因此，從生理學的角度來看，沒有所謂的「酸性體質」，更不會因吃了酸性食物，增加罹癌的機會。

但即便如此，也還是要注意飲食的均衡，如果只看食物酸鹼度而偏好某種食物，可能會導致營養不均。

例如：（一）蔬果是鹼性食物，但若攝取過量果汁，反而會攝取過多糖分及熱量；（二）蔬菜吃太多，大量膳食纖維可能影響營養素吸收、造成腸胃道負擔；（三）魚類、瘦肉類為酸性食物，若因擔心它引起體質變酸就不吃，會導致優質蛋白質攝取不足。

因此，別在執著於酸鹼度，均衡攝取六大類食物，全穀根莖類、豆魚肉蛋類、蔬菜類、水果類、低脂奶類、油脂與堅果類，並符合蔬果彩虹五七九原則，才是抗癌最有效的飲食良方。

三、吃生酮飲食有助抗癌？

生酮飲食最早在臨床上是用於治療兒童癲癇，特點是「高脂肪」、「低碳水化合物」和適量「蛋白質」。原理是藉由限制碳水化合物攝取，使肝臟將脂肪轉換成脂肪酸及酮體，讓酮體取代葡萄糖，提供腦神經細胞所需的能量，並製造較多的神經傳導物質 -GABA，以有助改善癲癇患者的腦部異常運作，因此能緩和癲癇發作。

後來，隨著癲癇藥物出現，生酮飲食就不再流行，近年來才被運用在減重、血糖控制。

但目前並沒有研究證實生酮飲食可治療癌症，而且如果沒有在醫生、營養師的飲食控制下，生酮飲食很可能導致酮酸中毒（最常發生在糖尿病患）、低血糖、高三酸甘油酯等情況。

再加上是高脂肪、低膳食纖維的飲食，若長期使用，反而會增加心血管疾病、高三酸甘油酯，以及罹患大腸直腸癌、乳癌的風險。

四、乳癌病友不能吃黃豆？

乳癌為我國婦女發生率第一位之癌症，根據統計，平均每天約有三十一位婦女被診斷罹患乳癌、六位婦女因乳癌而死亡。

過去研究發現，除了賀爾蒙，飲食型態也與乳癌的發生習習相關。其中，含有植物雌激素的食物，被認為可能會與雌激素競爭接受器，誘發癌症發生。而黃豆中的大豆異黃酮，因為結構與雌激素結構相似，常被民眾認為是乳癌患者的禁忌食物。

事實上，黃豆或黃豆製品（豆腐、豆漿）中的異黃酮含量並不高，作用只是女性賀爾蒙的 1/100~1/1000 而已，並不足以影響體內雌激素的狀況。

也有不少研究追蹤黃豆與乳癌存活率的關係。研究發現，攝取黃豆並不會提高癌友的復發機率，反而復發率與死亡率較低。還有些說法認為，黃豆會影響乳癌標靶藥物「Tamoxifen」的作用，研究也發現並非如此。

不過，若是大豆異黃酮的萃取物（健康食品），異黃酮劑量較高，應與醫師討論後再決定是否可食用。

營養師也建議：每天可攝取一至兩份黃豆製品，是植物性蛋白質不含膽固醇、又有較高的膳食纖維。

每份含蛋白質7公克，脂肪3公克，熱量55大卡

種類	份量（公克）
黃豆（含5公克醣類）	20
毛豆（含10公克醣類）	60
濕豆包	25
豆漿	240毫升

每份含蛋白質7公克，脂肪5公克，熱量75大卡

種類	可食部份生重（公克）
油豆腐（含2.5公克油脂）	35
五香豆干	45
豆腐	110

五、癌症患者最好吃素？

隨健康、環保意識提升，愈來愈多人選擇吃素或少油、少肉的輕食型態。但對癌友們來說，這種吃法恐怕弊大於利。

因罹癌後蛋白質容易流失，且手術後傷口恢復、組織重建，需要比平時更多營養，必須採取「高熱量、優質蛋白質、ω-3脂肪酸、適當維生素與礦物質」的飲食原則。

不吃肉或吃輕食，易出現以下問題：

- 吃五穀雜糧、堅果類，蛋白質容易攝取不足。

→多補充植物性蛋白質，包括：黃豆、毛豆、豆腐、豆漿

●與動物性蛋白質相比，植物性蛋白質缺乏必須胺基酸中的「甲硫胺酸」、維生素B_{12}以及人體較容易吸收的「血基質鐵」。

↓使用蛋白質互補法，將含甲硫胺酸的穀類食物一起食用（穀類需豆類中的離胺酸，因此可穩定結合），如：菜包加豆漿、五穀米加豆腐。

↓以蛋、奶來補充維生素B_{12}。

↓天然植物中含「非血基質鐵」，但人體不易消化吸收。研究發現，每攝取75毫克維生素C，可提升三到四倍對非血基質鐵的吸收率。因此飯後可適度食用維生素C含量高的水果。

●素食烹調時，易添加過多調味料或以油炸增加口感，油脂、鈉易過量。

↓改選擇如豆腐、豆乾、豆包取代油炸素料。

●素食、輕食中常有生菜沙拉、蔬果汁等生食，但治療期間（尤其化療後）容易白血球低下、免疫功能下降。若生食未處理乾淨，易發生感染。

↓菜、肉、海鮮類要洗淨後煮熟、水果應削皮後食用。

六、癌友應改吃有機食物？

有機產品指的是食材在栽種或畜養過程中，不使用農藥、化學肥料及動物用藥。對環境友善，也能減少人體攝取有害的化學物質。但因耕種、照顧需耗費較多心力，有機產品的價格也較高。

常聽癌症病人說「罹癌後一定要吃有機食材」，但不僅增加飲食上的支出，無形中也增加了許多壓力。

事實上，若經濟許可，當然可選擇有機食材。但其實選擇當季、當地的新鮮食材，並注意衛生清潔，也能盡量減少食物中的「毒素」，避免許多危害。例如：蔬果食用前確實以流水清洗，就能去除大部分的水溶性農藥；選擇洗選蛋，避免食用未經檢驗的散蛋；選擇有CAS認證的肉品。

另外，不管是否選擇有機食材與食品，要提醒的是，最好經常吃不同來源的蔬果、食材，或購買不同廠牌的食品，除了可以分散風險外，也能攝取到種類豐富的食物。

七、兩隻腳的肉類都有毒？

從營養價值的觀點來看，判斷肉類是否有毒，並不是看種類，而是看飼養、處理的過程是否有良好的衛生條件或感染。因此，肉類本身並無所謂「毒性」之分，癌症患者哪一種肉都可以吃。

但是肉類的營養成分確實會因種類而有些微的差異。

肉類可分白肉與紅肉。雞、鴨或魚、蝦等海鮮類屬於白肉，脂肪含量較低；牛肉、羊肉、豬肉等，則屬紅肉，熱量高但含鐵量也較豐富。兩者各有其優勢，且都是癌友良好的蛋白質來源，建議應交替食用，不挑食任一種。

不過要注意的是，紅肉因被認為可能是導致大腸直腸癌的重要元兇，脂肪含量也較高，每週攝取量最好不要超過五百克。且紅肉烹調方式建議以低溫烹調，同時也最好避免吃高溫油炸、醃製或經過加工的紅肉，如火腿、臘肉、香腸等。白肉的攝取，則較不需受限制，但應該要加熱煮熟後食用。

八、多吃保健食品助抗癌？

嚴格來說，「保健食品」的說法並不精確，應為「健康食品」。根據《健康食品管理法》，指的是「經過科學試驗證明具有保健功效，並有衛福部認證「小綠人標章」的食品。

大部分健康食品的原料為萃取物，例：靈芝、牛樟芝、魚油、B群等，比起從各類食物中吃到這些成分，健康食品的好處在於可快速、方便攝取到較高劑量。

不過，健康食品對癌症治療不一定加分，甚至可能與癌症治療藥物產生交互作用，影響療效。若真的想嘗試，必須先跟醫師與營養師諮詢。

此外，目前經主管機關認定有保健功效的項目只有以下13項，若在這之外的，都有誇大、不實的嫌疑，得特別注意：

＊胃腸道功能改善　＊調節血脂　＊護肝　＊骨質保健
＊免疫調節　＊輔助調整過敏體質　＊不易形成體脂肪
＊調節血糖　＊輔助調節血壓　＊抗疲勞
＊延緩衰老　＊促進鐵吸收　＊牙齒保健

其實，在營養師指導下，癌症病患大多數的營養問題都可透過一般食物來改善，並不需額外購買保健食品。更要記住：「保健食品不是藥」，健康食品只能作為「輔助」，無法取代正規療程。

牛樟芝治療癌症潛力股？

許多癌友口耳相傳牛樟芝可治療癌症，原因可能是近年有研究發現，「牛樟芝萃取出的活性化合物」對急性骨髓性白血病與胰臟癌有「治療潛力」，未來可望發展成標靶藥。

但這個研究並不代表「所有的牛樟芝」都有同樣結果，而且「萃取出的活性化合物」與市售保健食品中的牛樟芝在「成分」、「劑量」、「製程」上都不相同，所謂的「有治療潛力」也不適用所有癌症。因此，想要靠它剋癌，可能還言之過早。

得到癌症就要補充左旋麩醯胺酸嗎？

若飲食中熱量和蛋白質攝取充足，人體會自行合成左旋麩醯胺酸，這種胺基酸在血液與肌肉中含量豐富，是身體形成蛋白質的原料之一。

化療、放療的癌友，因大量消耗蛋白質，常有口腔黏膜、腸道黏膜的破損。有些醫師或營養師可能就會建議病友增加補充左旋麩醯胺酸，幫助修補黏膜、緩減腹瀉等症狀。

但切記，它只是有必要時的「輔助」。過去曾有病人吃了後就不再吃其他食物，最後營養不良、反而影響治療效果。

維生素D3補充劑可以治癌？

近年「維生素D3可治療癌症」的傳言甚囂塵上，許多人爭相服用單一劑量或高單位的維生素D。

但其實目前尚未有科學研究可證實補充維生素D能治療癌症。（唯二零一七年發表在《PLoS One.》期刊的一篇研究，給予39位接受安寧緩和療護的癌友使用維生素D3補充劑，發現可降低疼痛與感染的風險，但也跟治療癌症無關）。

就算真要補充，人體也可自行合成最有活性的維生素D3。只要每天曬太陽十到十五分鐘就會在體內形成。再加上維生素D屬脂溶性，容易累積體內，攝取過量易對人體產生毒性，長期下來可能導致心臟、肺臟、肝臟等組織損傷。

天然的食物中也能提供維生素D，可選擇：

（一）動物性食物：瘦肉、雞蛋、乳製品、深海魚類，如鮭魚、鮪魚、鱈魚等。

（二）植物性食物：黃橙色蔬果、黑木耳、經日曬的菇類等。

九、堅果燥熱，癌友忌吃？

根據衛生署公布新版每日飲食指南，油脂類的部分更改為「油脂與堅果種子類」，將堅果種子額外獨立出來，建議國人可以每日一份堅果種子類，補充維生素E、降低慢性病。

由此可知，其實癌症患者可以放心地攝取堅果類食物。

不過，從中醫的觀點來看，堅果類確實屬於比較燥熱、辛辣的食物，如果患者有味覺改變或嘔吐的狀況，可能要注意攝取，以免耗氣傷陰，加重了嘔吐的情況。

因此，每日劑量，不要超過約一匙的免洗湯匙，畢竟過量也會增加油脂的攝取。

此外，台灣天氣潮溼，須注意拆封後保存溫度及濕度，建議使用密封罐儲存並存放於冰箱中或陰涼處。

堅果好處多，富含這些營養素：

- 單元不飽和脂肪酸：可降低血液中不好的膽固醇（LDL）、增加好的膽固醇（HDL），減少罹患心血管疾病的風險。
- 維生素E：維生素E為體內抗氧化的營養素之一，可保護細胞膜，減少自由基對於細胞的破壞，幫助抗氧化、抗老化。
- 膳食纖維：堅果含有膳食纖維及植物固醇，可幫助消化、排便。
- 礦物質：包括鎂、鉀。鉀有助血壓控制：高鉀的堅果包括花生、腰果、南瓜子、松子仁等；鎂含量高的堅果如葵瓜子、南瓜子等。

Part 6

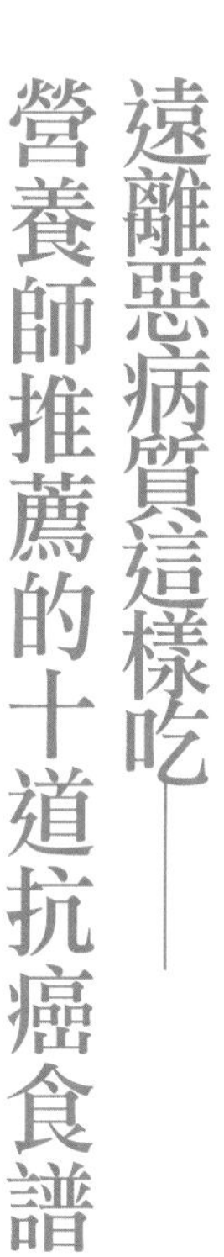

遠離惡病質這樣吃——營養師推薦的十道抗癌食譜

癌症治療需耗費大量的體力，治療後經常食慾不振、疲憊、免疫力低下。如果沒有好好補充能量，很容易就讓癌細胞趁虛而入，導致癌症的惡病質。營養師共同設計10道抗癌食譜（含5道藥膳），利用老祖宗的傳統智慧與市場中容易取得的在地食材，幫助癌友用最輕鬆、簡單的方式補足營養，遠離癌症惡病質。

食譜提供／台灣癌症基金會營養師 **鄭欣宜、張瑀芳**
台北市立聯合醫院林森中醫昆明院區營養師 **黃孜立**
文字／整理 李佳欣

治療前期飲食（手術或放、化療前）

蛤蠣雞湯（約 1 人份）------ 增強免疫力、加速傷口復原

治療前期，應為自己儲備充足的熱量與蛋白質，才有體力因應治療期大量的能量消耗，並在手術後幫助身體更快修復。記得，要選擇優質的蛋白質來源喔！

食材 /

雞腿肉……55 克
蛤蠣……30 克（約 10 顆）
洋蔥……10 克
美白菇……20 克
西洋芹……20 克
鹽巴、黑胡椒……適量

作法 /

1. 土雞切塊、蛤蠣吐沙備用。
2. 洋蔥切絲、美白菇、西洋芹切段備用。
3. 洋蔥絲、雞肉塊用不沾鍋炒香。
4. 將所有食材放入電鍋，用適量鹽巴、黑胡椒調味烹煮。

營養師小叮嚀：

1. 美白菇、洋蔥、西洋芹在六大類食物當中屬於蔬菜類，富含膳食纖維。其中菇類還有豐富的黏多醣體，可增加免疫力。
2. 雞腿肉、蛤蠣是優質蛋白質，術後補充可幫助傷口的癒合。蛤蠣中的礦物質鋅還可以促進食慾。

營養分析	
熱量	122.5 大卡
碳水化合物	2.5 克
蛋白質	14 克
脂肪	6 克

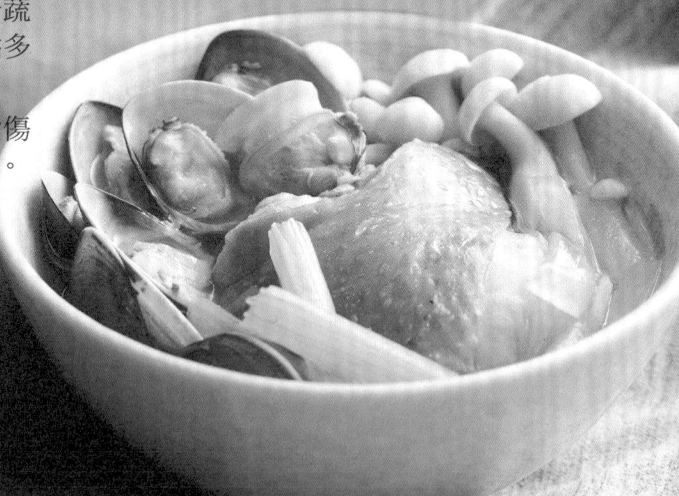

治療期飲食（吞嚥困難、素食者）

雙色豆漿（約 1 人份）

補充蛋白質也可以很輕鬆、簡單

吞嚥困難者的食物應選擇軟質，飲品需增加濃稠度，黃豆可做為飲品的增稠劑，同時也是優質的蛋白質，更是素食者於治療期間補充蛋白質的好選擇！

食材 /

紅豆……20 克
黃豆……20 克
黑糖……10 克

作法 /

1. 將黃豆、紅豆洗淨，泡水 1 小時。
2. 將上述材料放入電鍋蒸煮。
3. 煮至鬆軟、熟透後，放進豆漿機，加入適量的水熬煮。
4. 起鍋前，可依個人口味加入黑糖調味。

營養師小叮嚀：

1. 紅豆含有鐵質、碳水化合物，是全穀根莖類優質的選擇來源，可確保病患的熱量攝取充足。

   黃豆是優質蛋白質，對於不吃肉的素食者來說，可增加蛋白質的攝取。
2. 把豆類打製成漿來飲用，也可讓頭頸癌或吞嚥困難的患者更容易進食。

營養分析	
熱量	190 大卡
碳水化合物	30 克
蛋白質	7 克
脂肪	3 克

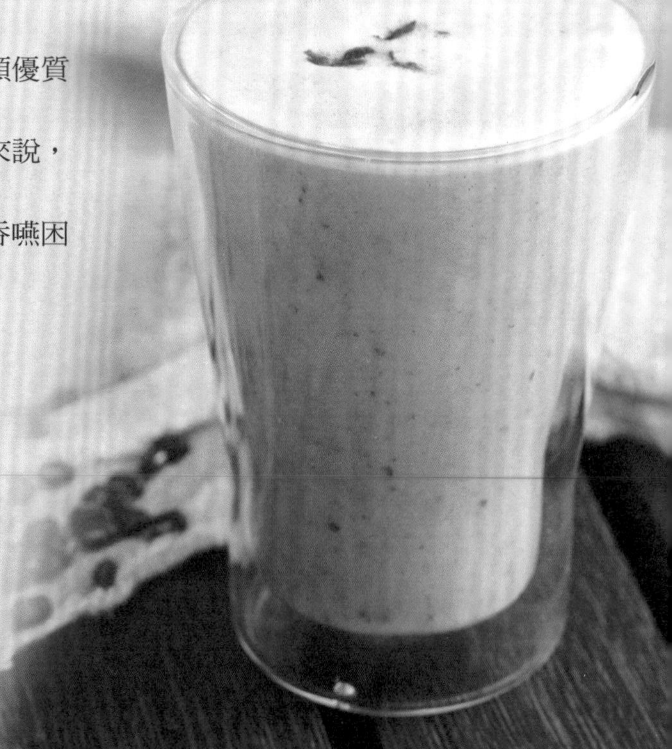

治療期飲食（食慾不振）

高麗菜捲（約 1 人份）

用溫和的香氣與食材帶來好食慾

食慾不振常導致病患無法攝取足夠營養，利用酸味食物，如：酸梅、檸檬，或選擇口味清淡、色彩豐富的食物，並搭配天然辛香料提味，有助於刺激食慾。

食材 /

高麗菜……50 克
小黃瓜絲……10 克
洋蔥……20 克
雞胸肉……30 克
植物油……1 茶匙

作法 /

1. 將高麗菜、小黃瓜絲燙熟備用。
2. 雞胸肉與洋蔥切絲，下鍋加適量醬油炒熟。
3. 將洋蔥炒雞胸肉與小黃瓜絲一同捲成高麗菜捲，擺盤即成。

營養師小叮嚀：

1. 小黃瓜、高麗菜富含膳食纖維及植化素，是特別適合癌症病患的蔬菜類。
2. 雞胸肉為優質蛋白質來源，加入洋蔥炒香後可增加香氣、促進食慾。以各色蔬菜增色，也可給病患較平靜、溫和的感覺。

營養分析	
熱量	125 大卡
碳水化合物	5 克
蛋白質	7 克
脂肪	8 克

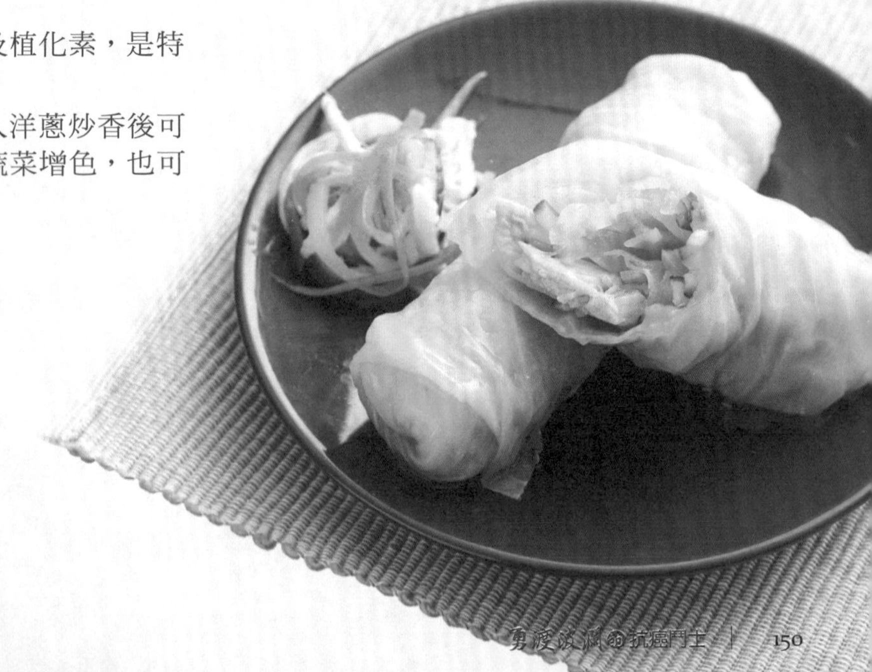

治療期飲食（免疫力低下、低白蛋白血症）

無油照燒鮭魚豆腐（約 1 人份）

挑對優質蛋白質、找回免疫力

治療期間若有免疫力低下或白蛋白過低，可能是蛋白質攝取不足的警訊，應增加攝取優質的蛋白質，如：鮭魚、豆製品等，並切忌生食以免感染。

食材 /

鮭魚……55 克
洋蔥……25 克
豆腐……55 克
醬油、味霖……少許

作法 /

1. 將鮭魚切塊、洋蔥切丁下鍋，以不沾鍋中小火乾煎。
2. 雞蛋豆腐切塊放入鍋中。
3. 最後用醬油：味霖：水以 1：1：1 的比例下鍋熬煮調味。

營養師小叮嚀：

1. 鮭魚本身富含 Omega-3 不飽和脂肪酸，烹調時不需再額外添加油。
2. 此道料理為高蛋白料理，尤其豆腐為植物性優質蛋白質，很適合需要增加蛋白質攝取、免疫力低下、營養不良的患者。

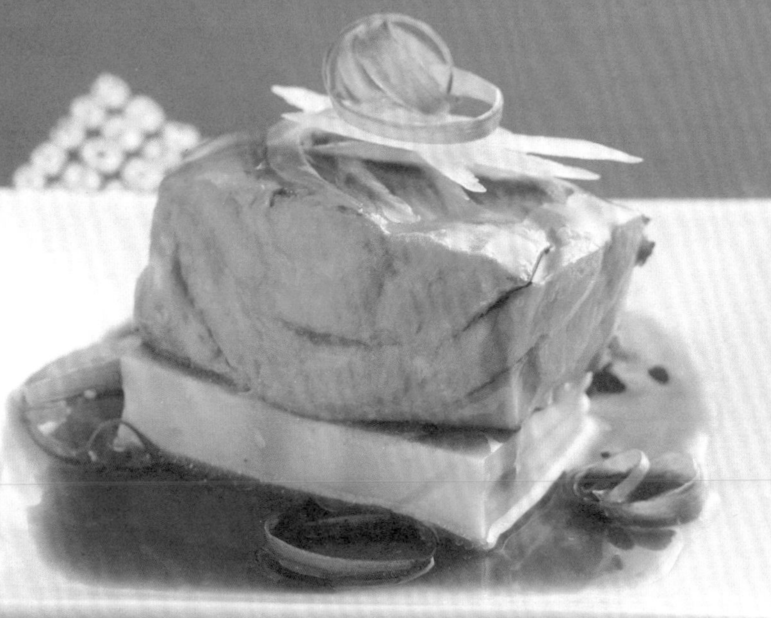

營養分析	
熱量	157 大卡
碳水化合物	微量
蛋白質	14 克
脂肪	10 克

康復期飲食

香煎雞腿佐莎莎醬沙拉（約 1 人份）--------------- 常吃高纖蔬果，增強抗氧化能力

康復期的飲食著重於預防癌症復發，少油、少鹽、少糖及均衡飲食加上「全民練 5 功」：蔬果彩虹 579、規律運動、體重控制、定期篩檢、遠離菸害，幫助你康復之路更順遂！

食材 /

雞腿排……70 克
奇異果……1 顆
美生菜……40 克
彩椒……20 克
莎莎醬料（洋蔥 10 克、大番茄 30 克，檸檬汁、和風醬少許）

作法 /

1. 奇異果切成小塊，並將彩椒塊、美生菜切片後泡冰水冰鎮備用。
2. 雞腿肉用適量醬油、黑胡椒醃製後乾煎。
3. 將洋蔥、大番茄切丁，與檸檬汁、和風醬攪拌製成莎莎醬。
4. 將蔬果食材攪拌均勻，鋪上雞腿肉，淋上適量莎莎醬料。

營養師小叮嚀：

1. 此沙拉含有大量的高纖蔬果，富含不同植化素，具有抗氧化、預防癌症的作用。
2. 奇異果富含維生素 C，營養密度高，且屬於低升糖指數的水果，不易引起病患血糖的波動。
3. 莎莎醬口味酸甜，有助促進食慾，烹調時，可依個人喜好決定多寡。

營養分析	
熱量	235 大卡
碳水化合物	20 克
蛋白質	14 克
脂肪	10 克

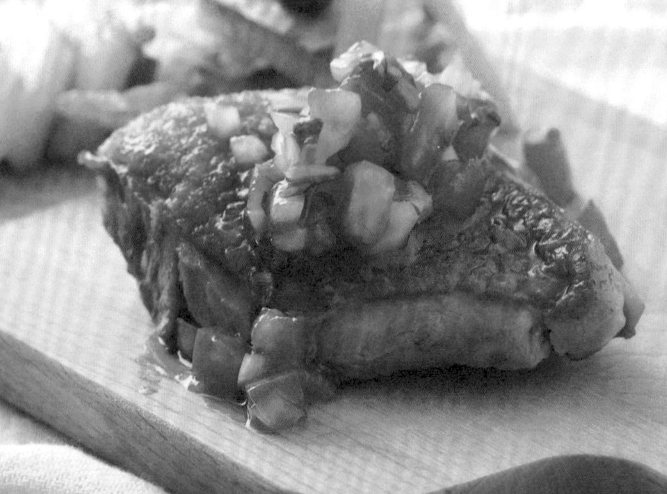

治療前期（提升免疫力）

花椒苡仁腱子肉（約 1 人份）

中醫藥膳篇

食材 /

腱子肉……100 克
苡仁……30 克
花椒……3 克
蔥……1 根
薑片、鹽、酒……少許

作法 /

1. 苡仁洗淨泡水 1 小時，腱子肉切薄片。
2. 鍋中放 5 碗水，放入苡仁煮 40 分鐘，再放入花椒、腱子肉煮 3 分鐘。
3. 最後放入蔥、薑片、鹽、酒調味即可。

營養師小叮嚀：

1. 花椒屬熱性能夠促進食慾，薏仁能消水腫、富含纖維能有降血脂的效果。
2. 腱子肉油脂含量少，熱量較低同時富含優質蛋白質，打好免疫力的根基。

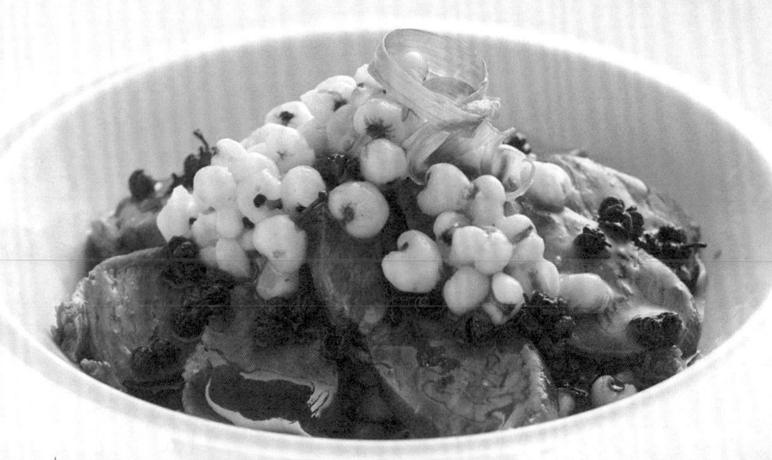

治療期間（緩解副作用）

補虛正氣粥（1 人份）

食材 /

黃耆……30 克
黨參……15 克
紅棗……5 顆
糙米……60 克

作法 /

1. 先將洗淨的黃耆、黨參加入三碗水，外鍋再加 2 杯水，放入電鍋熬煮成藥汁。
2. 取藥汁加入糙米，再用電鍋煮成粥。
3. 最後加入去籽的紅棗，悶煮 10 分鐘後即可食用。

營養師小叮嚀：

1. 補虛正氣粥的溫能溫暖脾胃，且粥品容易消化、不會造成腸胃多餘的負擔，對於促進食慾相當有幫助。
2. 黃耆補氣升陽，利水消腫，也有增強免疫、保護心血管功能。黨參能益氣、生津、養血、健脾，現代藥學研究也發現有降血壓、調節腸胃作用。兩者混煮成粥，是補虛正氣的良方。

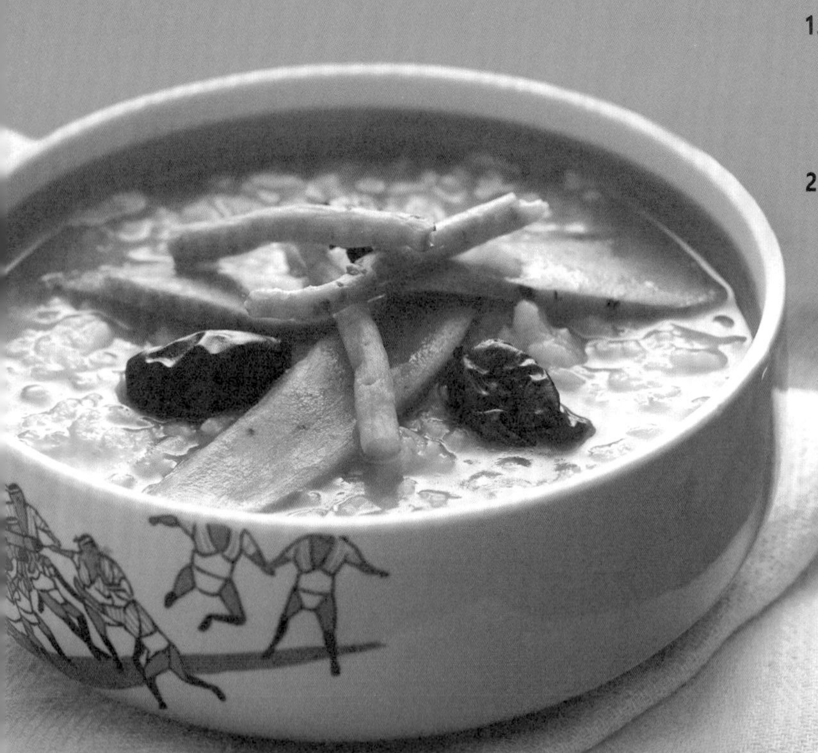

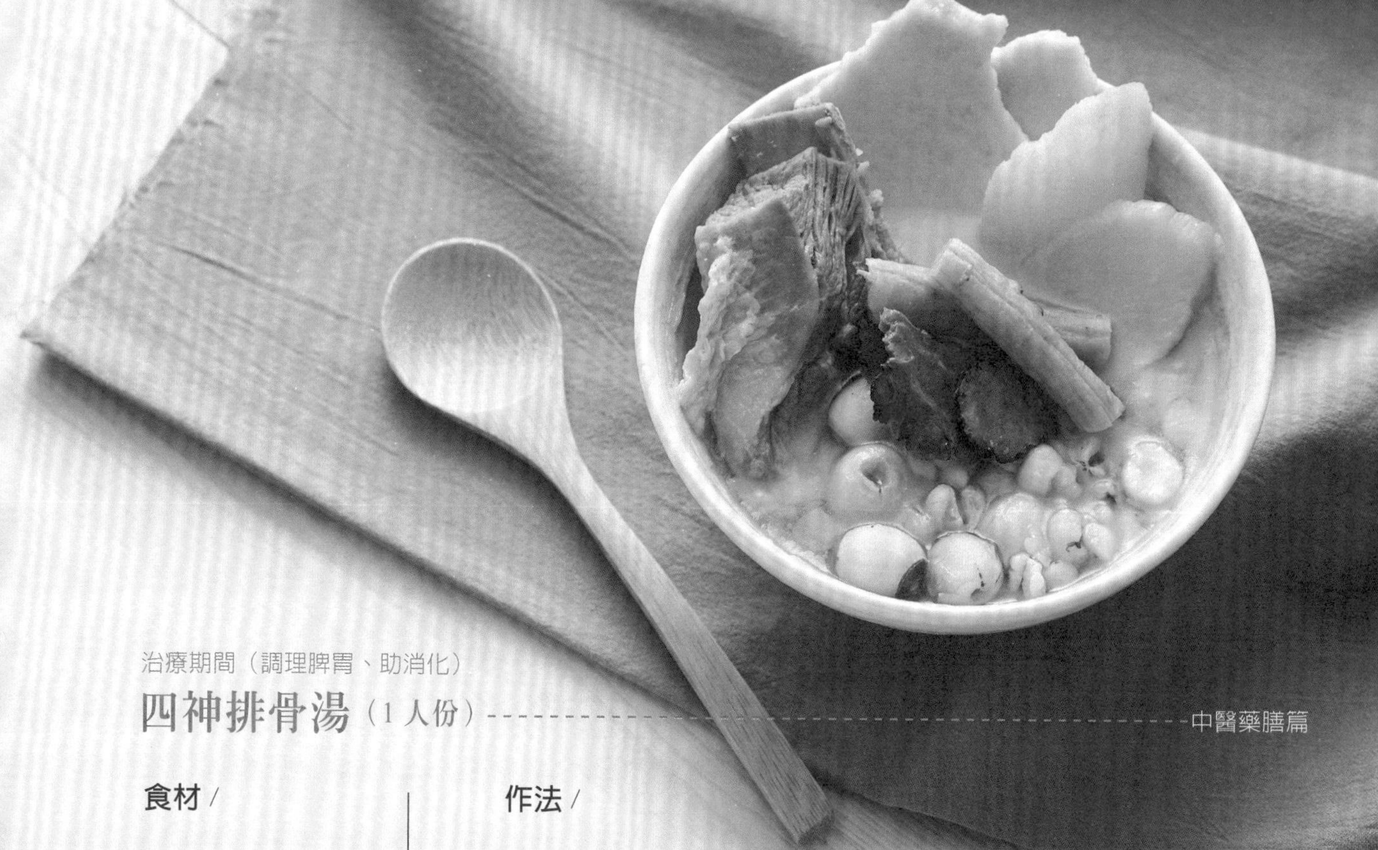

治療期間（調理脾胃、助消化）

四神排骨湯（1 人份）

中醫藥膳篇

食材 /

排骨……1 塊
薏仁……2 錢
芡實……1 錢
茯苓……1 錢
淮山……1 錢
蓮子……1 錢
黨參……1 錢
生薑……2 片
米酒……少許
鹽……少許

作法 /

1. 先將芡實、薏仁、茯苓、蓮子、淮山、黨參，沖洗乾淨，芡實、薏仁、蓮子泡軟備用。
2. 排骨放入滾水鍋中汆燙去除血水後，撈出置入冷水中漂涼。
3. 鍋中倒入 4 碗水，放入薏仁、芡實、茯苓、蓮子、排骨。以大火煮開後，轉至小火繼續煮約 30 分鐘。
4. 放入淮山再煮 10 分鐘後，加入鹽和酒調味拌煮均勻。

營養師小叮嚀：

1. 燉煮後的四神湯能調理脾胃，去除脾的濕氣，幫助消化。
2. 米酒主要是增加香氣、協助萃取出藥材中的有效成分。薑能暖胃驅寒，也能消除胃部不適、增加食慾。

治療期間（怯寒、補充元氣）

當歸生薑肉片湯（1 人份）

中醫藥膳篇

食材 /

肉片……35 克
當歸……1 錢
肉桂粉……0.5 錢
陳皮……1 錢
枸杞……1 錢
生薑……1 片
米酒、鹽……少許

作法 /

1. 以麻油爆香薑片，再放入肉片炒香。
2. 加入水及藥膳材料（留當歸備用）。
3. 大火煮滾，改小火燉煮約 20 分鐘。
4. 起鍋前將剩下的當歸放入，最後加少許米酒、鹽調味即可。

營養師小叮嚀：

1. 當歸、生薑因性溫，可補充元氣，適合容易四肢冰冷或胃寒的病友。
2. 肉片挑選上不限種類，但以瘦肉為主，避免過多的油脂不利消化。

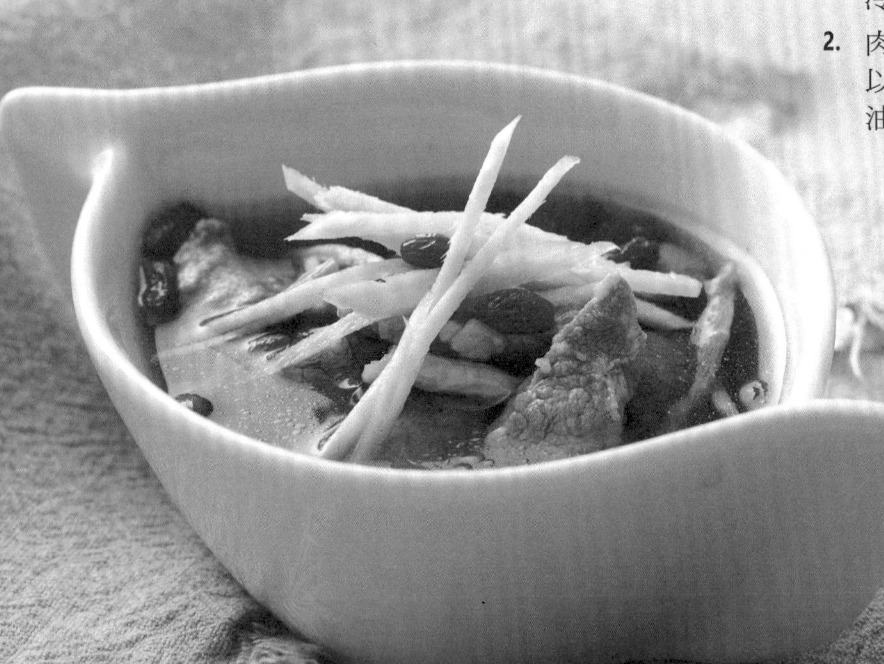

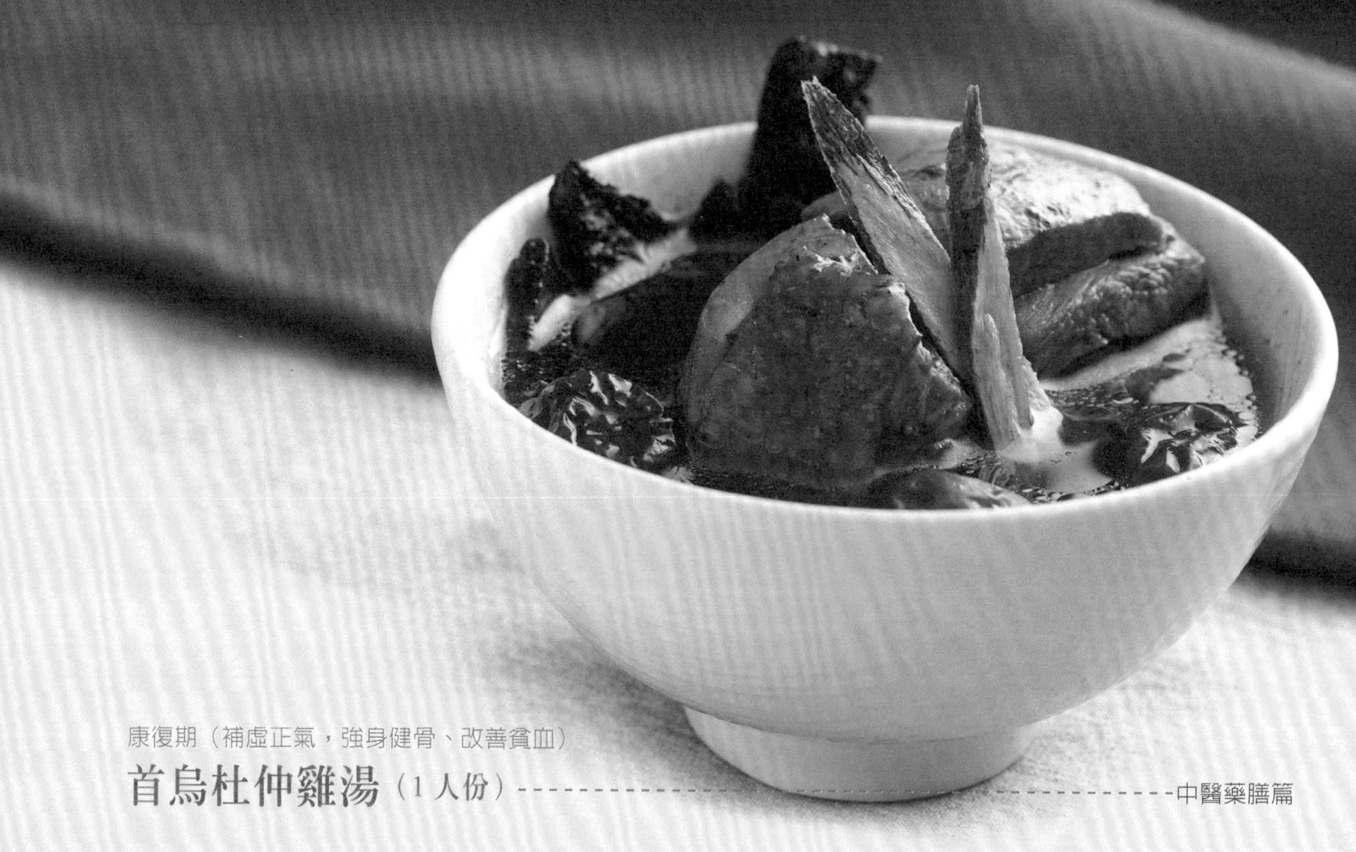

康復期（補虛正氣，強身健骨、改善貧血）

首烏杜仲雞湯（1人份）

中醫藥膳篇

食材 /

雞肉塊……3塊
杜仲……5錢
黃耆……2錢
何首烏……5錢
紅棗……6顆
生薑、米酒、鹽……少許

作法 /

1. 將雞肉汆燙後備用。
2. 將雞肉塊、去籽紅棗、薑片、黃耆、何首烏、米酒放入鍋中加水煮開。
3. 繼續以小火慢燉40分鐘後，最後加入少許鹽調味即可。

營養師小叮嚀：

1. 雞肉蛋白質含量高，適合化療後容易身體虛弱的人補充。
2. 杜仲則強壯筋骨、有助改善膝蓋痠痛，但因也有軟便作用，易腹瀉的病人建議酌量食用。

各界溫暖的祝福

簡文仁——中華肌內效協會理事長／國泰綜合醫院物理治療師

堅持不放棄，是鬥士的基本特質。

一年又一年的抗癌鬥士選拔，我發現鬥士們的一個特質，就是堅持不放棄，堅持正向樂觀，面對罹癌的事實，不放棄愛與被愛、連結人際的機會。

簡文仁

郭俊開——第二屆抗癌鬥士

每個抗癌鬥士的背後，都會讓我們發現，癌症猶如海上一陣狂風，難免會掀起洶湧澎湃的波瀾。若能從中調整出最合適的航行方向，癌症何嘗不是一個轉機，在壯闊的碧海上，迎見更溫馨的陽光。

郭俊開

蔡惠芳——三軍總醫院安寧病房資深社工師／諮商心理師、台灣心理腫瘤醫學學會理事

有一段旅程充滿驚濤駭浪，您們在其中歷經慌亂、摸索、恐懼、忿恨……。當您們終於克服險困並將故事呈現，那感動著我們的，也讓我們的心跟著長出了勇氣！

蔡惠芳

邱容月——台安醫院化療室護理師

生命的海洋不大可能永遠一帆風順，會有風浪，挺過了，天更藍，海更寬。生病的苦痛，當事者最清楚，旁人無法幫其分擔，但我們總是會為了摯愛的人及愛我們的人而堅持，無法預知明天會發生甚麼事，努力活在當下。

邱容月

蔣曉文——臺北市關渡醫院護理部長照科科主任

看著鬥士們把生命中的爛牌打成一手好牌，將人生的暗點轉化成黑夜的光芒，鼓舞著我們持續前行，永不退縮。

蔣曉文

溫信學——臺灣師大社工所暨心輔所兼任助理教授、中華民國醫務社會工作協會常務監事

面對惡疾的傷害、艱困治療，你們是生命勇者，一關一關克服許多難事，憑藉不屈不撓意志，重獲新生，並投入公益服務，令人動容。

溫信學

蕭艷秋——博思智庫股份有限公司社長

風雨過後，迎向陽光，本屆抗癌鬥士面對人生中的海嘯，展現出堅韌而溫暖的生命力，相信這份力量能鼓舞更多深陷低潮中的人，踏過黑暗，走向希望之路。

蕭艷秋

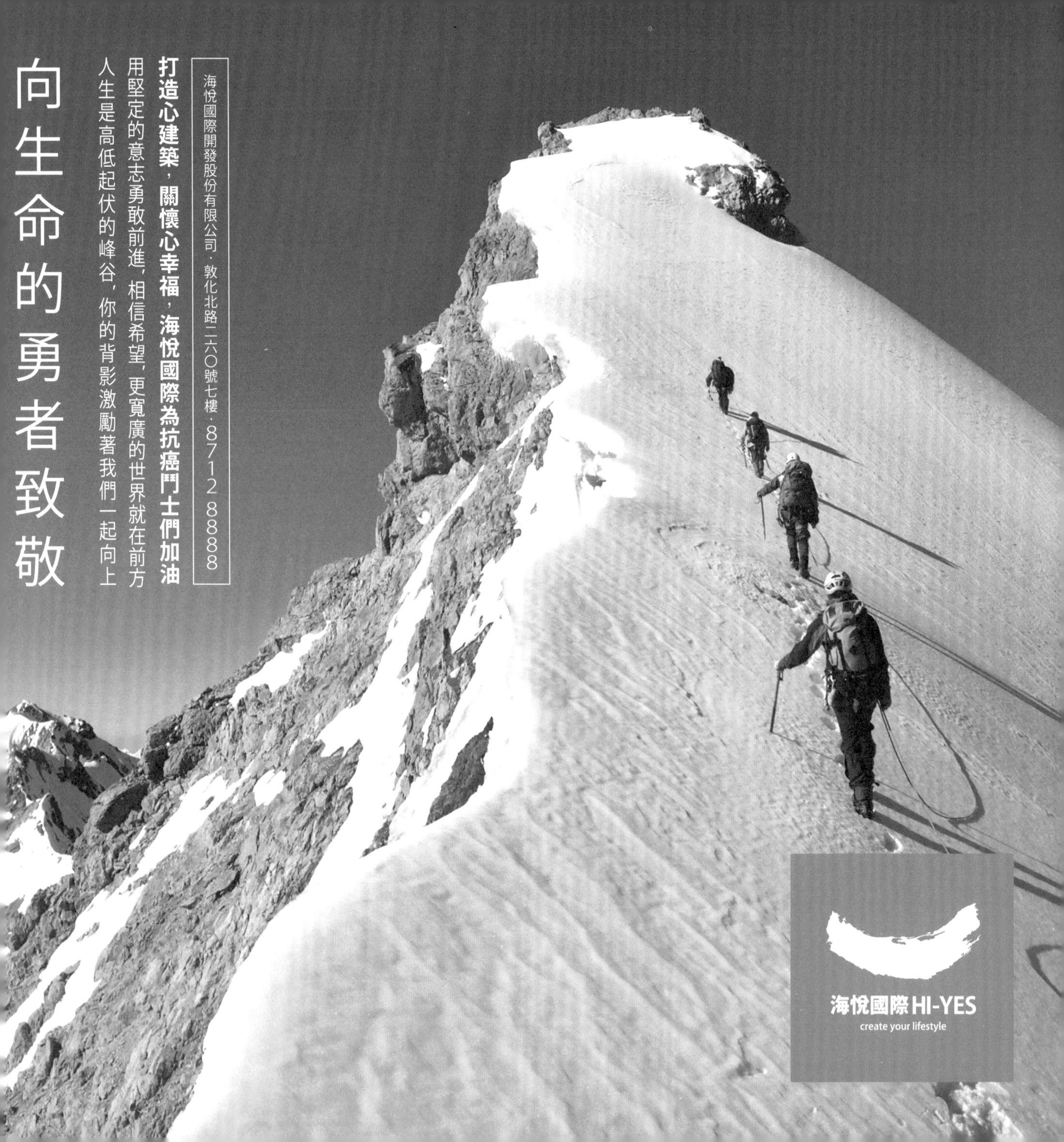
海悅國際開發股份有限公司．敦化北路二六〇號七樓．8712 8888
打造心建築，關懷心幸福，海悅國際為抗癌鬥士們加油
用堅定的意志勇敢前進，相信希望，更寬廣的世界就在前方
人生是高低起伏的峰谷，你的背影激勵著我們一起向上
向生命的勇者致敬
海悅國際HI-YES
create your lifestyle

04 遠離菸檳

癌癌症的死亡近30%與抽菸有關；檳榔也會導致口腔，食道及咽喉癌喔！

勇敢給菸檳一個重擊，Go away！

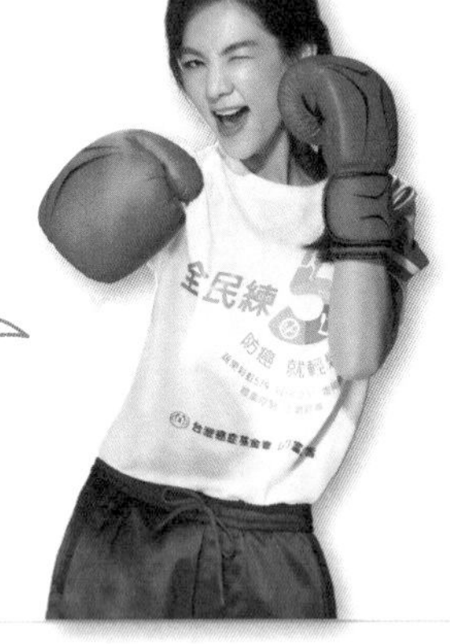

3

05 定期篩檢

檢方式	篩檢頻率
潛血免 檢查	2年1次
腔黏膜 查	2年1次
房X光 影	2年1次
頸抹片 查	每年1次

癌症若透過定期篩檢，早期發現、治療，其存活率相對提高，甚至有很多癌症是可以治癒的。目前政府提供國內常見四大癌症的免費篩檢，民眾應善加利用，以確保自己的健康。

亮出自己的健康牌，你做了嗎？
大腸癌
口腔癌
子宮頸癌
乳癌

全民練5功
防癌 就輕鬆
蔬果彩虹579 規律運動 定期篩檢
體重控制 遠離菸檳
防癌大使
ELLA陳嘉樺
#要你一起這樣做
1 蔬果彩虹579
2 規律運動
3 體重控制
4 遠離菸檳
5 定期篩檢
力行五個基本功，就能
降低60~70%的罹癌風險
財團法人台灣癌症基金會

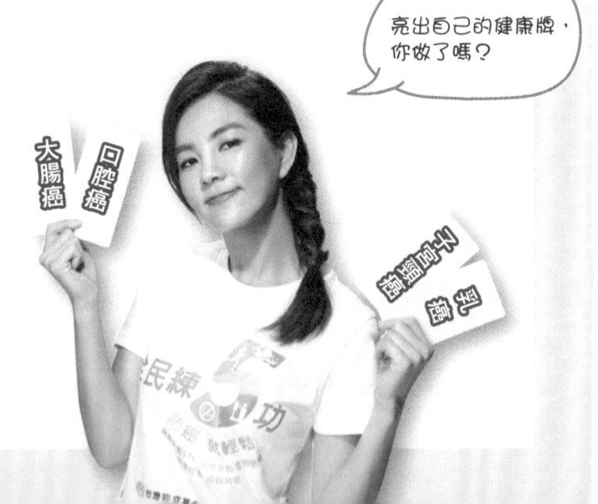

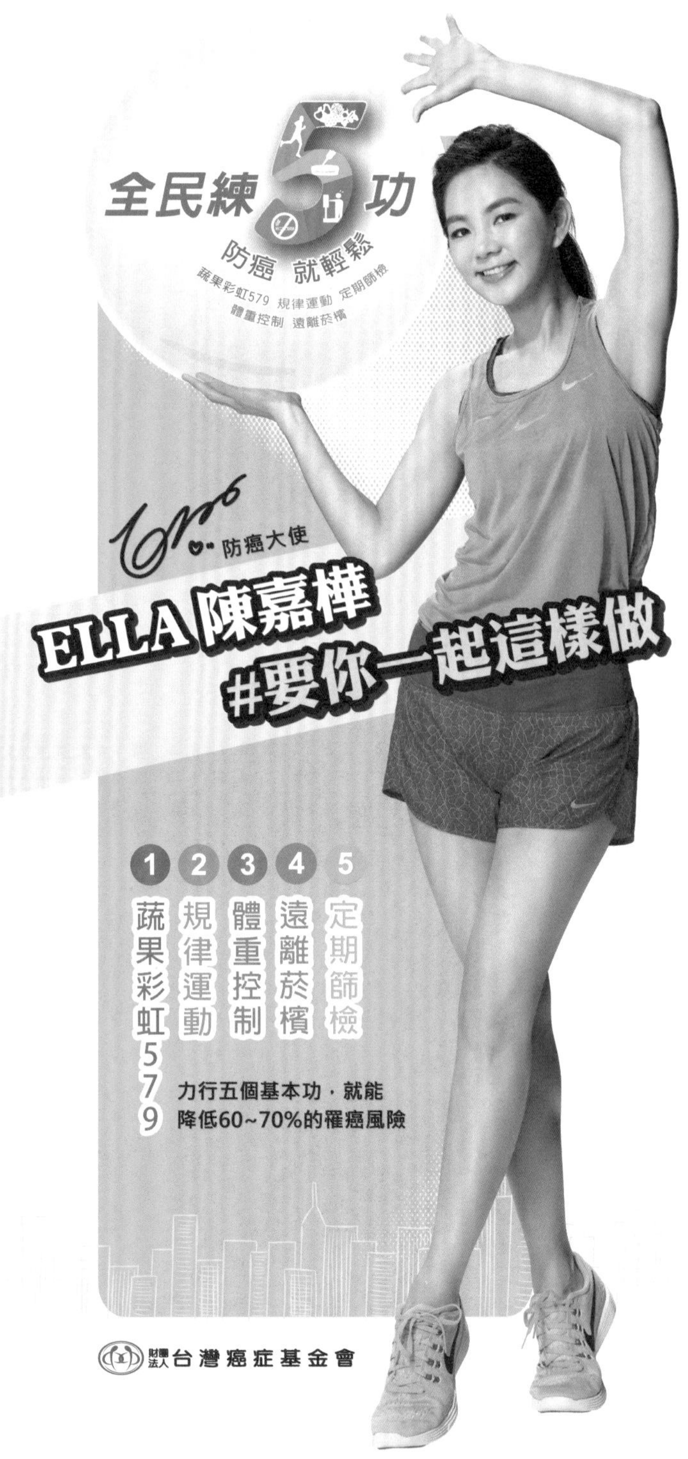

01 蔬果彩虹579

重要的事講三遍
「不過重、不過重、不過重」

吃對蔬果，
健康100分

彩虹蔬果中的植化素可以預防癌症，每天應攝取足夠的蔬果，就能輕鬆降低癌症發生機率！

	兒童5份	成年女性7份	成年男性9份
蔬菜	3	4	5
水果	2	3	4

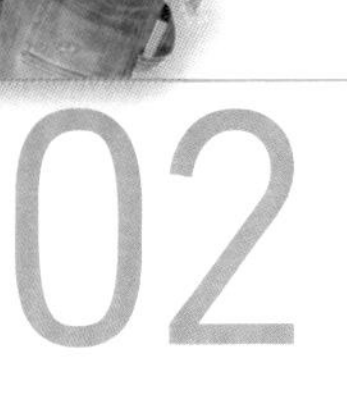

02 規律運動

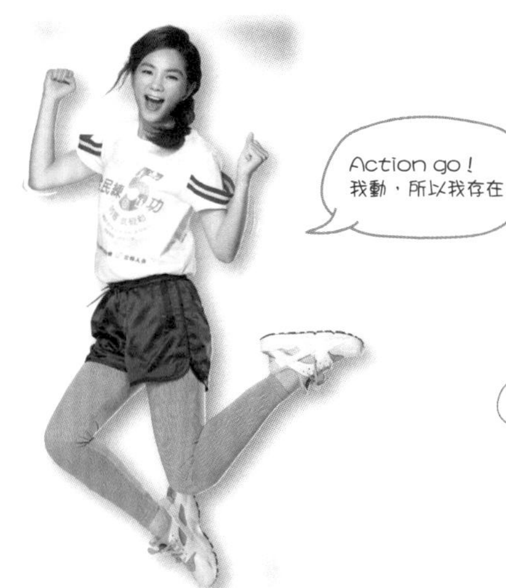

Action go！
我動，所以我存在

每天運動30分鐘以上，有效降低罹癌風險，還可以延長壽命，透過運動不但可以控制體重，更能維持健康體態。

運動時維持的心跳數 / 每分鐘	目的
(220-實際年齡) x 50 ~ 60 %	保持健康
(220-實際年齡) x 60 ~ 70 %	體重控制
(220-實際年齡) x 70 ~ 80 %	有氧訓練
(220-實際年齡) x 80 ~100 %	競賽訓練

03 體重控制

超過理想體重將增加罹癌的
會，體重必須控制在BMI18.
24之間，控制腰圍，掌握
健康。

備註：身體質量指數（BM
=體重（公斤）/身高²（公

政府提供的免費四癌

癌症種類	篩檢對
大腸癌	50-74
口腔癌	30歲以 菸或嚼檳 民眾
乳癌	●45-6 女性 ●40-4 具乳 族史 危險族
子宮頸癌	30歲以 婦女

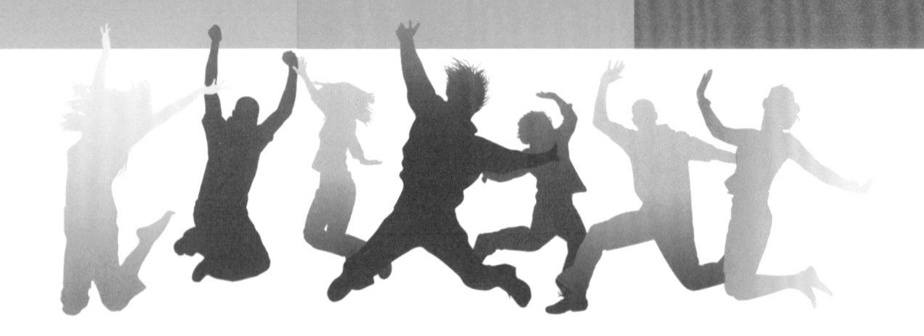

獎助學金暨學術研究

- 自 90 學年度至 97 學年度，共頒發八屆博士、碩士論文獎學金，獲獎人數 127 名。
- 於 93 年投注輔大經濟系「勇源國際貨幣實驗室」籌設經費，並持續投注實驗室運作經費。
- 自 95 年起，持續贊助國內 5 所大學大學生清寒生活補助金，目前共有 104 名學生獲得獎助。
- 自 98 學年度起，獎助成績優異之博士研究生，共有 14 名學生獲得獎助。
- 自 102 學年度起，獎助優秀之台大社科院碩士生至東京大學交換研修一年，目前共有 7 名學生獲得獎助。

社會關懷與急難救助

- 自 93 年起，持續與財團法人萬海航運社會福利慈善基金會合辦慈善音樂會。
- 自 94 年起，持續捐助澎湖縣國中小清寒兒童午餐經費。
- 自 96 年起持續贊助財團法人台灣癌症基金會『抗癌鬥士選拔』活動經費。亦長期支持兒童肝膽疾病防治基金會、育成社會福利基金會；並經常性的贊助罕見疾病基金會、唐氏症基金會、台灣乳房重建協會等。
- 自 99 年起，持續辦理「偏鄉學童暑期閱讀寫作活動」，並累計近 3 千人次學童參與。
- 自 100 年起，持續與中華民國腦性麻痺協會合辦地板滾球運動會。

社會、文化、藝術及體育推廣

- 自 93 年起，與臺灣芯福里情緒教育推廣協會合作，持續投入推展國小三到六年級學童的 EQ 教育；目前服務志工人數逾萬人，受惠學童人數已累計 25 萬名。
- 自 93 年起持續贊助由黃泰吉教練領軍的南投縣空手道隊之訓練經費。
- 自 96 年起與教育部中部辦公室、全國高級中學圖書館輔導團、博客來網路書店合作推展高中職青少年閱讀推廣計畫。
- 自 97 年起，持續邀請偏鄉學童暨弱勢團體免費觀賞國際級藝文展覽，並邀請孩童至五股準園生態農莊進行自然生態體驗；目前已累計邀請 2,300 人次觀展及 1,105 人次至準園生態莊園農體驗自然生態。
- 自 97 年起，持續贊助教育部數位學伴－偏鄉中小學遠距課業輔導計劃。
- 自 97 年起，長期贊助國內外優秀樂團，如亞洲青年管絃樂團、國家交響樂團、台灣純弦、台灣國樂團的演出。
- 自 99 年起，持續與印刻文學生活誌共同主辦「全國台灣文學營」。
- 自 101 年起，持續與聯合文學共同主辦「全國台灣文學巡禮」講座。
- 自 99 年起，持續贊助中華民國羽球協會推展羽球活動暨舉辦國際賽事，並長期支持國內優秀羽球選手在國際賽事為國爭光。

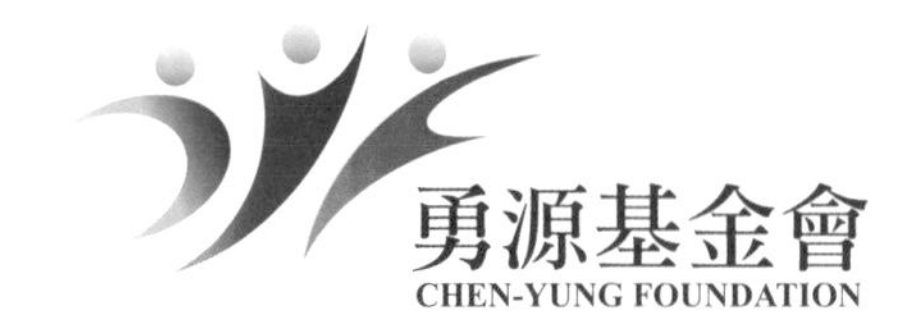

「癌」伸服務

2007年 北部總會癌友關懷教育中心
2010年 南部分會癌友關懷教育中心
與全國61家醫院資源連結，
將服務與關懷觸角延伸至各地

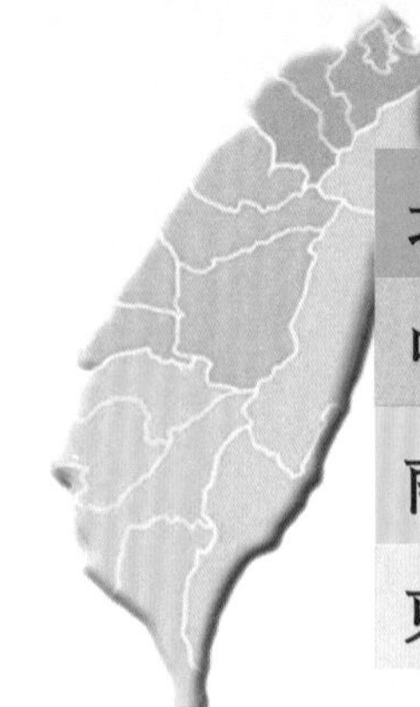

北部地區：23間
中部地區：15間
南部地區：19間
東部地區：4間

弱勢癌症家庭需要您伸出援手 一起救救(1799)

信用卡捐款單 填寫信用卡授權書 回傳(02)87879222 並來電(02)87879907分機211 確認

姓名/公司：____________

電話：公（ ）____________ 宅（ ）____________ 傳真（ ）____________

地址：□□□ ____________

信用卡別：□VISA □MASTER □JCB □聯合信用卡 信用卡有效日期：____月____年

發卡銀行：____________ 授權號碼：____________（無需填寫）

信用卡卡號：____________ 持卡人簽名：____________（需同信用卡簽名）

定期捐款：□月捐300元 □月捐500元 □月捐1000元 □月捐____________元

單次捐款：____________元

郵政劃撥 捐款劃撥帳號：**19096916** 戶名：**財團法人台灣癌症基金會**

謝謝您的愛心！（將開立捐款收據・得以抵稅）

電子發票捐贈好容易，只要您於開立電子發票之店家
口說愛心碼1799，店家就會將您的發票捐贈台灣癌症基金會！

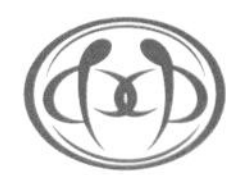

財團法人台灣癌症基金會
FORMOSA CANCER FOUNDATION
於1997年12月成立

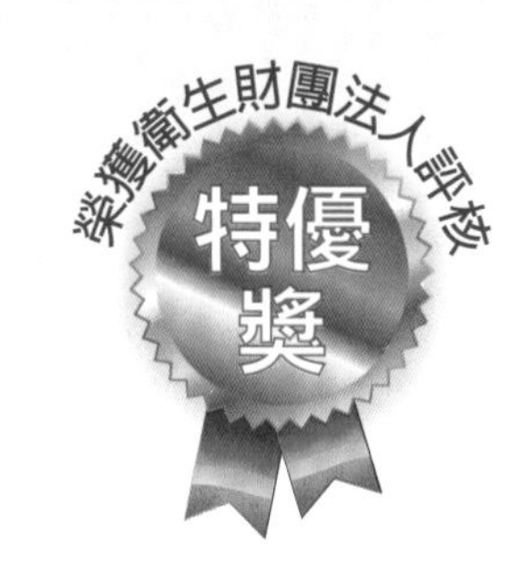

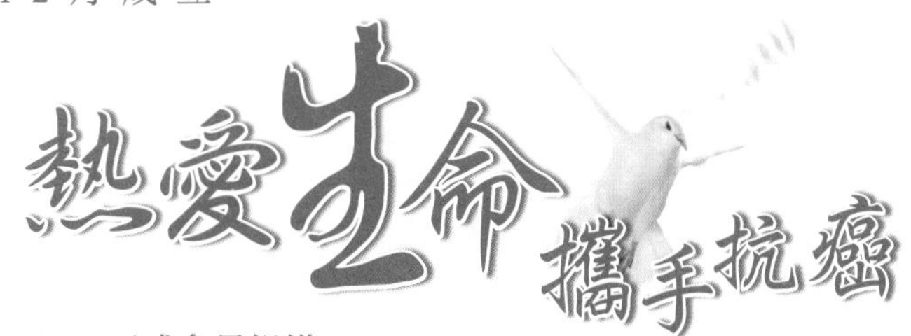

- 2003年 國際抗癌聯盟(UICC)正式會員組織
- 2007年 第七屆國家公益獎
- 2008年 榮獲美國農業部頒發「國際傑出服務獎」
- 2010年 榮獲聯合國經濟及社會理事會頒發「最佳策略合作夥伴獎」
- 2015年 通過ISO9001:2008癌友關懷服務品質管理系統認證
- 2015年 榮獲亞太地區「健康無國界病友團體傑出獎」

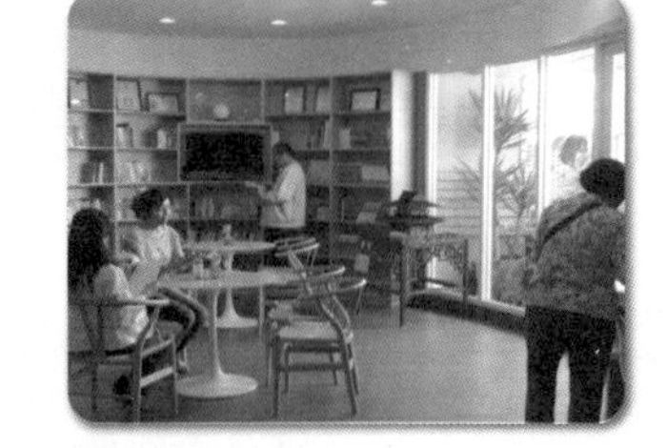

癌症防治宣導

生活防癌推廣 大眾防癌教育
主題癌症防治 癌症篩檢服務
編印文宣刊物 國際合作交流
癌症學術研究

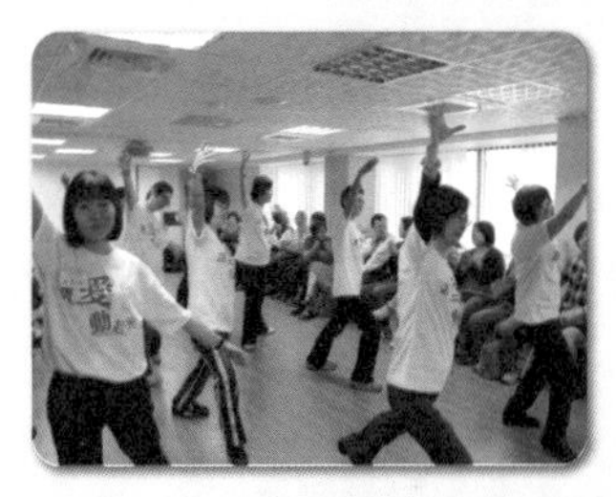

癌友關懷服務

身心靈康復課程 醫護專業諮詢
癌友營養指導 心理諮商服務
癌友支持團體 癌友探訪關懷
出版癌症刊物 圖書雜誌借閱
頭巾毛帽贈送 假髮租借
標靶藥物補助 癌症家庭子女獎學金
急難救助金補助 營養品補助

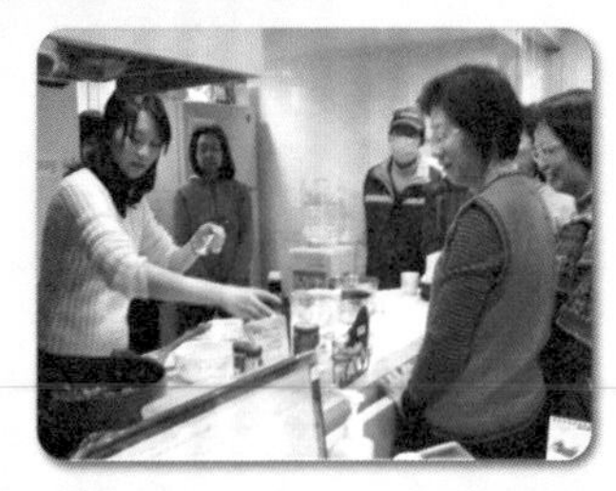

台北總會：105台北市松山區南京東路5段16號5樓之2
電話：02-8787-9907 傳真：02-8787-9222
http://www.canceraway.org.tw

高雄分會：807高雄市三民區九如二路150號9樓之1
電話：07-311-9137 傳真：07-311-9138
E-mail: 5aday@canceraway.org.tw

博思智庫股份有限公司

博思智庫粉絲團　Facebook.com/broadthinktank

GOAL 21

勇渡波瀾的抗癌鬥士

遠離惡病質　找到抗癌成功的關鍵

發行單位　財團法人台灣癌症基金會
總召集人　彭汪嘉康
專案企劃　閔芳駒｜汪居安｜蔡奕儀
專家協力　趙祖怡｜洪逸平｜許中華｜張瑀芳｜鄭欣宜｜黃孜立
文字協力　閔芳駒｜李佳欣
文字校對　蔡麗娟｜蔡奕儀
食譜攝影　林后駿

編　　著　財團法人台灣癌症基金會
執行編輯　吳翔逸
資料整理　陳瑞玲
美術設計　蔡雅芬
行銷策劃　李依芳

發 行 人　黃輝煌
社　　長　蕭艷秋
財務顧問　蕭聰傑
出 版 者　博思智庫股份有限公司
　　　　　財團法人台灣癌症基金會
地　　址　104 台北市中山區松江路 206 號 14 樓之 4
　　　　　105 台北市松山區南京東路五段 16 號 5 樓之 2
電　　話　(02) 25623277 ｜ (02)87879907
傳　　真　(02) 25632892 ｜ (02)87879222

國家圖書館出版品預行編目資料

勇渡波瀾的抗癌鬥士：遠離惡病質 找到抗癌成功的關鍵 / 財團法人臺灣癌症基金會編著 . -- 第一版 . -- 臺北市：博思智庫，民 107.1
面；公分
ISBN 978-986-95223-5-9(平裝)
1. 癌症 2. 文集

417.807　　106020600

總 代 理　聯合發行股份有限公司
電　　話　(02)29178022
傳　　真　(02)29156275
印　　製　永光彩色印刷股份有限公司

第一版第一刷　中華民國 107 年 1 月

定價 280 元　ISBN 978-986-95223-5-9　
◎本書部分經費由勞動部、教育部、衛生福利部國民健康署、客家委員會、衛生福利部社會及家庭署補助